认识自身免疫性脑炎

UNDERSTANDING AUTOIMMUNE ENCEPHALITIS

洪桢　主编

清华大学出版社

北京

内 容 提 要

　　自身免疫性脑炎是一种由于人体自身免疫系统错误攻击脑细胞，导致脑部炎症和神经功能障碍的神经重症。本书面向临床医生、患者及家属，采用一问一答的方式，全面介绍了自身免疫性脑炎的病因、发病机制、临床表现、诊断方法、治疗方案以及康复护理等方面的知识，同时展望了该领域未来的发展趋势和前景。本书希望通过提供全面而深入的专业知识，加强临床医生对该疾病的认识，提升公众的健康素养和防范意识，为医患带来希望和信心。

图书在版编目（CIP）数据

　　认识自身免疫性脑炎 / 洪桢主编 . -- 北京 : 清华大学出版社 , 2024.7. -- ISBN 978-7-302-66744-5

　　Ⅰ . R512.3

　　中国国家版本馆 CIP 数据核字第 2024RJ7095 号

责任编辑：孙　宇
封面设计：钟　达
责任校对：李建庄
责任印制：丛怀宇

出版发行：清华大学出版社
　　　　　网　　　址：https://www.tup.com.cn，https://www.wqxuetang.com
　　　　　地　　　址：北京清华大学学研大厦 A 座　　邮　　编：100084
　　　　　社 总 机：010-83470000　　　　　　　　邮　　购：010-62786544
　　　　　投稿与读者服务：010-62776969，c-service@tup.tsinghua.edu.cn
　　　　　质量反馈：010-62772015，zhiliang@tup.tsinghua.edu.cn
印 装 者：北京联兴盛业印刷股份有限公司
经　　销：全国新华书店
开　　本：165mm×235mm　　　　印　　张：10.5　　字　　数：160 千字
版　　次：2024 年 7 月第 1 版　　印　　次：2024 年 7 月第 1 次印刷
定　　价：78.00 元

产品编号：105146-01

编委会

主　审　周　东

主　编　洪　桢

副主编　李劲梅　刘　旭　李艾青

编　委　刘　粤　田　睿　龚　雪　李星杰

　　　　蔡林君

尊敬的读者：

您正在打开一本关于自身免疫性脑炎诊断与治疗的专业科普书，这是一场深入浅出的知识探索之旅。本书为读者全面理解自身免疫性脑炎提供了从基本概念到诊断、治疗，再到预后的相关知识。

自身免疫性脑炎是一种新近被认识的、罕见的神经科危重疾病，给患者、家庭及社会带来沉重的经济负担。作为一名长期从事神经免疫疾病研究的神经内科医生，我有幸深入研究这一领域，并积累了丰富的诊断与治疗经验。希望本书可将我多年来的专业知识和实践经验传递给您，帮助医生提升专业知识，帮助患者更好地了解和应对自身免疫性脑炎。

在撰写本书的过程中，我和我的团队采取了一问一答的方式，以便于读者快速查阅、理解并掌握关键信息。希望这种方式能够让读者在寻找答案的过程中更加便捷，同时也能够引起公众对自身免疫性脑炎患者群体的关注，让读者更加深入地了解这一疾病的同时，也让这类疾病患者得到足够的重视和帮助。

尽管自身免疫性脑炎的诊断与治疗给患者及医生带来极大的挑战，但请相信，只要我们以科学和理性的态度面对它，积极配合医生的治疗，保持乐观的心态和健康的生活方式，我们就有可能战胜它。我希望通过本书，为读者提供战胜自身免疫性脑炎的力量和信心。为了方便读者的记忆，我将这种疾病预防管理的要点归纳为以下几句顺口溜：

自身免疫性脑炎，防范管理要做到：
不熬夜，睡眠好，作息规律很重要。

免疫正常不感染，疾病自然无处扰。

"压力山大"伤身体，调节心情最重要。

治疗过程遵医嘱，不惧病魔心不摇。

定期复查抗体好，早发现来早治疗。

积极配合医生忙，战胜疾病信心高。

最后，我要感谢所有参与本书编写和出版的人员，没有他们的辛勤付出，这本书就不能与大家见面。同时，我也要感谢每一位正在与自身免疫性脑炎抗争的患者及其家属，希望这本书能为您的战斗带来一缕光芒。

祝各位患者早日康复！

洪 桢

于四川大学华西医院

2024 年 1 月 1 日

目　录

第一章

走进自身免疫性脑炎——基础知识

① 自身免疫性脑炎是什么病？

脑炎是由脑实质的弥漫性或多发性炎性病变导致的神经功能障碍。其病理改变以灰质与神经元受累为主，也可累及白质和血管。广义的自身免疫性脑炎泛指一类由自身免疫机制介导的脑炎。狭义的自身免疫性脑炎指机体免疫系统对神经系统抗原成分产生异常免疫反应（即针对神经系统抗原产生抗体）所致的中枢神经系统炎性疾病。本书探讨的自身免疫性脑炎即为狭义的自身免疫性脑炎。依据抗原位置不同，又可以划分为抗细胞表面抗原抗体脑炎（或抗突触蛋白抗体脑炎）和抗细胞内抗原抗体脑炎两种类型。

其实，自身免疫性脑炎的发现是一段曲折而漫长的旅程。最初，医学界对于这种疾病知之甚少，相关症状也被误解或归因于其他神经系统障碍。1968年，文献首次提到：一些肿瘤患者在神经系统未出现明显肿瘤细胞转移证据时即出现了多种神经功能障碍。由于辅助检查显示病灶主要累及海马、杏仁核、岛叶及扣带回皮质等内侧颞叶的边缘系统，因此其被认为是一种"边缘性脑炎"。当时，肿瘤方面的原因不仅未被阐明，"边缘性脑炎"的相关机制也无从知晓，因此学者无法判定这两者是否存在一定的联系。但是这一发现给副肿瘤综合征合并自身免疫性脑炎的认识与诊断打下了一定的基础。

2001年，有学者报道了一种病理改变同之前类似的"边缘叶脑炎"病例，但这次却未在患者体内发现肿瘤，因此人们认为这种"边缘性脑炎"可以不合并肿瘤而发生，这样的发现也改变了大家对"边缘性脑炎"的认识。随着技术的不断进步和发展，2005 年，有学者发现这些"边缘性脑炎"患者血清和脑脊液中都有一种 EFA6A 蛋白。EFA6A 蛋白是一种脑特异性蛋白，参与调节海马神经元树突发育。患者的血清和脑脊液中检测到与 EFA6A 共定位的抗原免疫反应。因为抗原主要表达在海马神经元和细胞质膜上，所以免疫介导的 ARF6/EFA6A/TWIK-1 复合物破坏海马神经元和细胞质膜而导致严重的病理缺陷。新型抗体相关脑炎的常见临床表现包括精神行为异常、癫痫发作、认知障碍、运动障碍、意识障碍和潜在肿瘤。但是与典型的边缘性脑炎不同的是，这些患者不会出现抗利尿激素分泌不当综合征样的低钠血症，头部磁共振异常影像也不仅局限于海马。这样的炎症反应经过免疫治疗后，临床症状会有所改善。这一免疫反应相关性脑炎的发现，不仅更新了人们对"边缘性脑炎"的认识，同时也让大家逐渐发现这种脑炎的发生似乎离不开人体自身的免疫反应，因而其称谓也逐渐从"边缘性脑炎"过渡为"自身免疫性脑炎"。

2007 年是自身免疫性脑炎探索历史上具有里程碑意义的一年。这一年有研究首次使用大鼠组织培养的神经元及表达 N- 甲基 -D- 天冬氨酸受体（N-methyl-D-aspartate receptor，NMDAR）亚基的 HEK293 细胞对 12 名女性卵巢畸胎瘤患者的临床特征、神经病理、肿瘤及血清 / 脑脊液抗体进行分析，并提出了与卵巢畸胎瘤相关的抗 NMDAR 抗体脑炎的概念。这为准确诊断和治疗提供了重要线索。这一发现引起了医学界的广泛关注，人们开始意识到一些神秘的神经系统综合征可能与免疫系统异常及相关特异性抗体的产生有关。此后，越来越多的抗体相关自身免疫性脑炎被报道。这不仅扩大了自身免疫性脑炎谱系，还归纳了不同自身免疫性脑炎的临床和病理生理学特征，为开展更多的临床实践和治疗试验奠定了基础，同时也让患者对该疾病的治疗更有希望。

2010 年，国内学者首次报道抗 NMDAR 抗体脑炎。目前，自身免疫性脑炎占脑炎病例的 10% ~ 20%，其中抗 NMDAR 抗体脑炎占自身免疫性脑炎患者的 54% ~ 80%，为最常见类型。其次是抗富含亮氨酸胶质瘤失活蛋白 1（leucine-rich glioma-inactivated 1，LGI1）抗体相关脑炎和抗 γ- 氨基丁酸 B 型受体（gamma-aminobutyric acid type B receptor，$GABA_B$-R）抗体相关脑炎。

总体来说，自身免疫性脑炎的发现史见证了医学对神经系统疾病认知的演变，标志着科学家们对免疫系统与神经系统互动关系的深入了解。这也逐渐地让神经内科医生认识到自身免疫性脑炎需要早诊断、早治疗，通过药物及时控制免疫系统的过度活跃和减轻炎症，这对于预后至关重要。虽然该疾病病因复杂，但通过医疗团队的支持，患者及其家属的配合，绝大多数患者可以得到有效的治疗和管理，让他们获得良好的预后及生活质量。

② 自身免疫性脑炎包括哪些类型？

在第一个问题中，我们解释了广义的自身免疫性脑炎和狭义的自身免疫性脑炎。在本书中，我们只对狭义的自身免疫性脑炎进行介绍，也就是各种抗体相关的自身免疫性脑炎。根据患者体内出现的自身抗体种类的不同，自身免疫性脑炎被分成不同的类型。总的来说，自身免疫性脑炎分为抗细胞表面抗原抗体脑炎和抗细胞内抗原抗体脑炎两类。随着研究的不断进展，我们还发现抗细胞突触抗原抗体脑炎。每种类型都可能导致不同的临床症状和临床问题。下面介绍一些抗细胞表面抗原抗体脑炎（图 1-1）。

● 抗 NMDA 受体抗体脑炎：是最常见的自身免疫性脑炎之一。这种类型的脑炎通常由免疫系统产生的抗体攻击 NMDA 受体引起。NMDA 受体是大脑中的一种常见的谷氨酸受体，它在神经细胞间兴奋性信号传递中起关键作用。这些受体帮助控制学习、记忆和其他认知功能，它们对大脑的正常工作非常重要。因此，NMDA 受体功能的障碍常引起大脑功能异常。抗 NMDA 受体抗体脑炎因 NMDA 受体功能障碍而导致一系列症状，具体如下。

■ 精神障碍：精神行为异常是最常见症状之一。
■ 认知障碍：患者可能出现记忆问题、思维困难和注意力不集中。
■ 抽搐：癫痫发作是常见的症状。
■ 脑炎症状：可能出现头痛、发热、精神状态改变、嗜睡、幻觉和妄想等。
■ 运动障碍：包括肌张力增高、肌肉僵硬、不自主的运动和肌无力。

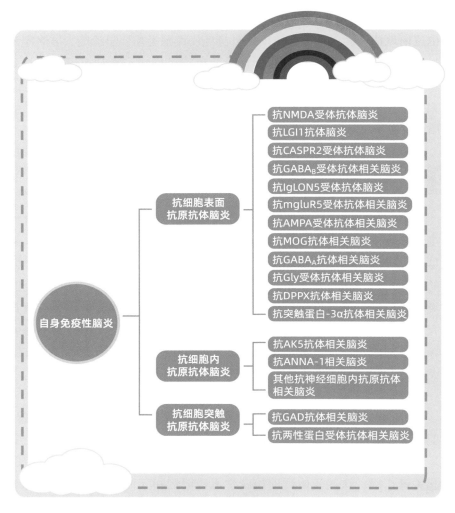

图 1-1　自身免疫性脑炎的分类

抗 NMDA 受体抗体脑炎虽可以发生在任何年龄，但通常发生在年轻人中，尤其是青少年，年轻女性似乎更容易患病。虽然抗 NMDA 受体抗体脑炎的确切发病原因尚不清楚，但它与感染和肿瘤相关已被报道。在某些情况下，该疾病可能是由于感染或肿瘤激活免疫系统的异常反应而引起的。抗 NMDA 受体抗体脑炎的诊断通常需要临床症状、神经影像学检查、脑脊液分析和免疫学的综合评估。

治疗抗 NMDA 受体抗体脑炎的方法通常包括以下几种。

■ 免疫抑制治疗：包括使用激素及免疫抑制药物，以减轻免疫系统对神经元的攻击。

■ 抗癫痫和抗精神症状药物：用于控制癫痫发作和精神症状。

■ 支持性治疗：根据症状，可能需要提供支持性治疗，包括镇定药、镇痛药和物理康复。

● 抗LGI1抗体脑炎：是一种罕见的中枢神经免疫性疾病。这种疾病是由免疫系统错误地攻击机体自身存在的LGI1而引起。这种攻击导致神经元功能受损，从而引发症状。LGI1是一种在神经元之间传递信号的蛋白质，通常在神经元突触（神经元之间的连接点）中起重要作用。这种疾病的症状可以因个体而异，但通常包括以下几种。

■ 认知障碍：患者可能出现记忆问题、思维困难和注意力不集中。

■ 精神障碍：精神行为异常。

■ 抽搐：肌张力障碍样癫痫发作是常见的症状。

■ 脑炎症状：可能出现头痛、发热、精神状态改变、嗜睡、幻觉和妄想等。

■ 运动障碍：包括肌张力增高、肌肉僵硬、不自主的运动和肌无力。

抗LGI1抗体脑炎的诊断通常需要临床症状、神经影像学检查、脑脊液分析和免疫学的综合检测。脑电图可以显示癫痫发作，磁共振成像可能会显示大脑的器质性异常。脑脊液检查可能显示炎症和免疫细胞的存在。抗体检测则可以确定是否存在抗LGI1抗体。

治疗抗LGI1抗体脑炎的方法通常包括以下几种。

■ 免疫抑制治疗：包括使用激素和免疫抑制药物，以减轻免疫系统对神经元的攻击。

■ 抗癫痫药物：用于控制癫痫发作。

■ 支持性治疗：根据症状，可能需要提供支持性治疗，包括镇定药、镇痛药和物理康复。

● 抗接触蛋白相关蛋白-2（contactin-associated protein-like 2，CASPR2）受体抗体脑炎：是一种罕见的自身免疫性神经疾病，它与免疫系统错误地攻击大脑中的CASPR2受体有关。CASPR2是轴突蛋白Ⅳ超家族的一种细胞黏附分子,表达 CASPR2 的自身抗体可导致一系列与年龄相关的、可治疗的临床综合征,从而引发一系列神经系统症状。抗 CASPR2 受体抗体脑炎的症状可以因个体而异,但通常包括以下几种。

■ 认知障碍:患者可能出现记忆问题、思考困难和注意力不集中。

■ 癫痫发作:癫痫发作是常见的症状,可以表现为部分性癫痫发作、复杂性部分性癫痫发作等。

■ 运动障碍:包括肌肉僵硬、肌无力、不自主的运动和运动协调障碍。

■ 自主神经系统症状:包括心率不规律、体温调节问题和其他自主神经系统功能异常。

■ 周围神经病变:肌强直、肢体疼痛、肌肉跳动、肌无力等。

抗 CASPR2 受体抗体脑炎的诊断通常需要临床症状、神经影像学检查(如磁共振成像)、脑脊液分析和免疫学检测。免疫学检测一般检测患者的血液中是否存在抗 CASPR2 受体抗体。

治疗抗 CASPR2 受体抗体脑炎的方法通常包括以下几种。

■ 免疫抑制治疗:包括使用激素、免疫抑制药物(如环磷酰胺)以减轻免疫系统的攻击。

■ 抗癫痫药物治疗:用于控制癫痫发作。

■ 支持性治疗:根据症状,可能需要提供支持性治疗,如镇定药、镇痛药和物理康复。

● **抗 $GABA_B$ 受体抗体相关脑炎**:这种脑炎与抗 $CABA_B$ 受体抗体有关。$GABA_B$ 受体是与抑制性神经递质 GABA 的信号传递相关的。该种脑炎的临床症状表现如下。

■ 脑部症状:记忆问题和认知功能下降;意识障碍,包括昏迷或意识模糊;行为异常,如情绪波动或情绪不稳定;注意力不集中或注意力缺失;幻觉或妄想。

■ 运动和神经系统症状:肌肉僵硬或抽搐;运动协调障碍;肌张力增高或肌无力;面部或肢体瘫痪。

■ 自主神经系统症状:心率变化,可能是心动过速或心动过缓;血压不稳定;呼吸问题,包括呼吸困难。

这种脑炎的诊断通常也基于临床症状、抗体检测及神经影像学检查

（如磁共振成像）。抗 $GABA_B$ 受体抗体的检测对于确诊是至关重要的。抗 $GABA_B$ 受体抗体相关脑炎的预后因患者是否合并肿瘤和治疗的时机而异。抗 $GABA_B$ 受体抗体相关脑炎通常影响成年人，包括中年人和老年人。儿童患者较为罕见。抗 $GABA_B$ 受体抗体相关脑炎在全球范围内发生，但有一些地区和族群中的发病率可能较高。一些患者可能对治疗有很好的反应，可以在康复后恢复正常生活，但另一些患者可能需要长期的支持和康复治疗。与该脑炎相关的治疗方案如下：

■ 免疫抑制治疗：包括使用激素、免疫抑制药物以减轻免疫系统对神经系统的攻击。

■ 支持性治疗：根据症状，可能需要提供相应的支持性治疗，如镇定药、镇痛药、物理康复和言语治疗。

● **抗 IgLON5 受体抗体脑炎**：是一种罕见的抗神经元表面抗原抗体的自身免疫性脑炎，以睡眠障碍为突出临床表现，国内神经免疫同道亲切地称之为"龙五"。IgLON5 受体是一种蛋白质，主要在中枢神经系统中的神经元上扮演着关键的角色。抗 IgLON5 受体抗体脑炎通常是由免疫系统产生的抗体错误地攻击 IgLON5 受体，导致神经元功能受损，从而引发一系列神经系统症状。抗 IgLON5 抗体受体脑炎的症状可以因个体而异，但通常包括以下几种。

■ 白天嗜睡：患者可能在白天感到困倦，但晚上难以入睡。

■ 运动障碍：包括步态异常、肌肉僵硬、不自主的运动和运动协调障碍。

■ 认知障碍：患者可能出现记忆问题、思维困难和注意力不集中。

■ 言语障碍：可能包括言语困难和吞咽困难。

■ 肌无力：患者可能感到肌肉乏力，通俗地讲，就是用不上力气。

抗 IgLON5 抗体受体脑炎的诊断通常需要临床症状、神经影像学检查（如磁共振成像）、脑脊液分析和免疫学检测。免疫学检测通常也包括检测患者的血液中是否存在抗 IgLON5 抗体。

治疗抗 IgLON5 抗体受体脑炎的方法通常包括以下几种。

■ 免疫抑制治疗：包括使用激素、免疫抑制药物以减轻免疫系统对神经系统的攻击。

■ 支持性治疗：根据症状，可能需要提供相应的支持性治疗，如镇定药、镇痛药、物理康复和言语治疗。

⊙ 抗代谢型谷氨酸受体 5（metabo tropic glutamate receptor 5，mgluR5）受体抗体相关脑炎：是一种自身免疫性神经疾病，涉及大脑神经元上的 mgluR5 受体。mgluR5 是一种神经受体，属于谷氨酸受体家族，主要在神经元中起着重要的调节神经信号传导的作用。在抗 mgluR5 受体抗体相关脑炎中，免疫系统产生的抗体错误地攻击 mgluR5 受体，导致神经元功能受损，引发一系列神经系统症状。抗 mgluR5 受体抗体相关脑炎的症状可以因个体而异，但通常包括以下几种。

■ 认知障碍：患者可能出现记忆问题、思维困难、注意力不集中等。

■ 精神症状：可能表现为情感不稳定、幻觉、妄想、情感淡漠等。

■ 癫痫发作：是常见的症状，但发作的类型还不明确。

■ 运动障碍：包括肌肉僵硬、不自主的运动和协调障碍。

抗 mgluR5 受体抗体相关脑炎的诊断通常需要临床症状、神经影像学检查（如磁共振成像）、脑脊液分析和免疫学检测。免疫学检测通常包括检测患者的血液中是否存在抗 mgluR5 受体抗体。

治疗抗 mgluR5 受体抗体相关脑炎的方法通常包括以下几种。

■ 免疫抑制治疗：包括使用激素、免疫抑制药物以减轻免疫系统的攻击。

■ 抗癫痫药物：用于控制癫痫发作。

■ 支持性治疗：根据症状，可能需要提供支持性治疗，如镇定药、镇痛药和物理康复。

⊙ 抗 α- 氨基 -3- 羟基 -5- 甲基 -4- 异噁唑酮酸（α-amino-3-hydroxy-5-methyl-4-isoxazoleprpionic acid，AMPA）受体抗体相关脑炎：这种类型的脑炎与抗 AMPA 受体抗体有关。AMPA 受体参与大脑中的兴奋性神经递质的传递。当这种受体受损后，患者会表现出多种神经系统症状，包括抽搐、肌肉僵硬、运动障碍、自伤行为、精神错乱和言语问题。患者可能会经历情感波动、抑郁和焦虑。这种脑炎的诊断通常基于临床症状、抗体检测和神经影像学检查（如磁共振成像）。抗 AMPA 受体抗体相关脑炎通常发生在成年人中，包括中年人和老年人。儿童患者相对较少见。通常，男性和女性都可能受到影响，性别分布方面没有明显的趋势。

● 抗髓鞘少突胶质细胞糖蛋白抗体相关脑炎：这种类型的脑炎涉及抗髓鞘少突胶质细胞糖蛋白（myelin oligodendrocyte glycoprotein，MOG）抗体，这是一种与中枢神经系统的髓鞘有关的蛋白质，位于神经元轴突的最外层。抗 MOG 抗体相关脑炎通常表现为多种神经系统问题，包括视觉问题、感觉障碍、运动障碍、头痛、精神错乱、疲劳和言语问题。治疗方案通常包括抗炎症药物，如激素和其他免疫抑制药物，以减轻炎症和抑制免疫系统的攻击。视症状和疾病的严重程度，治疗的方式因个体而异。

抗 MOG 抗体相关脑炎通常影响儿童和青少年。尽管成年人也可能受到影响，但在儿童中的发病率较高。抗 MOG 抗体相关脑炎的确切发病原因尚不清楚，但它与免疫系统的异常活动，错误地攻击 MOG 蛋白质有关。感染或其他免疫激活因素可能在某些情况下触发疾病。由于抗 MOG 抗体相关脑炎是一种相对新的疾病，对其详细的流行病学特征和地域分布的研究仍在进行中。

● 抗 $GABA_A$ 抗体相关脑炎：很少见。它影响的人群从婴儿到老年人，但通常在 40 岁左右发病。其主要症状包括癫痫发作（脑电图上显示的异常电活动）、认知问题（思维和记忆困难）、奇怪的行为、精神状态改变及不自主的运动（可能表现为肌肉抽搐或不自主的动作）。其中，癫痫发作是最常见的症状，有些患者可能会出现持续状态的癫痫发作，而且这些发作的形式和位置都不一定相同。约有 40% 的患者会同时患上肿瘤，尤其是胸腺瘤。有时也可能是在单纯疱疹病毒性脑炎治愈后继发的。

在神经影像学检查中，大多数患者的大脑会显示出多个病灶，这些病灶在 T2-FLAIR 磁共振成像上呈现高信号。这些病灶通常集中在额颞叶，也可能出现在顶枕叶和基底节。随着病程的发展，这些病灶的位置和数量可能会发生变化，但经过免疫治疗后，病变可能会减轻或消失。

● 抗甘氨酸 Gly 受体抗体相关脑炎：是一种罕见的自身免疫性神经疾病，涉及中枢神经系统中的抗 Gly 受体。抗 Gly 受体抗体相关脑炎与免疫系统抗体错误攻击 Gly 受体有关，这会导致神经元功能受损，引发一系列神经系统症状。抗 Gly 受体抗体相关脑炎的症状可以因个体而异，但通常包括以下方面。

■ 癫痫发作：是常见的症状，包括部分性癫痫发作和复杂性部分性癫痫发作。

■ 运动障碍：包括肌肉僵硬、不自主的运动和肌无力。

■ 认知障碍：患者可能出现记忆问题、思维困难和注意力不集中。

■ 自主神经系统症状：可能包括心率不规律、体温调节问题和其他自主神经系统功能异常。

抗 Gly 受体抗体相关脑炎的诊断通常需要临床症状、神经影像学检查（如磁共振成像）、脑脊液分析和免疫学检测。免疫学检测通常包括检测患者的血液中是否存在抗 Gly 受体抗体。

⬤ 抗二肽基肽酶样蛋白（dipeptdyl-peptidase-like protein，DPPX）抗体相关脑炎：非常少见。它可以影响各个年龄段，但通常在中年人和老年人中更常见，男性和女性患病比约为 2 : 1。患者可能会出现体重减轻和腹泻等症状。该病开始时通常会有一些前兆症状，如精神问题（比如幻觉、过度惊骇和抑郁）、认知能力下降，以及神经系统的一些问题如癫痫发作、震颤、肌阵挛和肌肉强直，还可能伴随着自主神经功能紊乱。有些患者可能还会伴有小脑和脑干的异常症状。该病患者也可能会患上淋巴瘤。有研究指出，抗 DPPX 抗体相关脑炎患者有不到 10% 会患上淋巴瘤，也有报道认为它与系统性红斑狼疮的发病有一定的关系。多数患者的神经影像学检查正常，只有少数人会出现脑白质病变。有时，正电子发射断层扫描（positron emission tomography，PET）可能显示双侧颞叶和丘脑代谢降低。约 1/4 的患者在脑脊液检查中显示白细胞增多。但如果患者能够及时接受足够剂量和足够长时间的免疫治疗，通常可以得到良好的疗效。此外，一些患者的血液或脑脊液中可能会检测出抗 DPPX 抗体，这有助于诊断。

⬤ 抗突触蛋白 -3α 抗体相关脑炎：这是一种罕见的疾病。通常在中年人和年轻人中发病，中位发病年龄约为 44 岁。患者的病情通常突然出现，最初可能出现发热、头痛、恶心和腹泻等前兆症状。随后，患者可能逐渐出现认知功能下降、精神异常、癫痫发作、自主神经功能紊乱（心跳和呼吸急促），严重者可能出现中枢性低通气，还可能伴有口周不自主运动、肌肉抽搐和肌肉紧张问题。总体而言，这些症状类似于抗 NMDA 受体抗体脑炎。

目前尚未有关于与此病相关的肿瘤的报道。神经影像学检查显示，部分患者可能在颞叶内侧、海马和岛叶等脑部区域出现异常。此外，脑脊液中的白细胞可能会轻度增多。

接下来，我们将要介绍的是抗细胞突触抗原抗体脑炎，常见的即为抗谷氨酸脱羧酶（glutamic acid decarboxylase，GAD）抗体相关脑炎和抗两性蛋白受体抗体相关脑炎。

● **抗 GAD 抗体相关脑炎**：这种脑炎与 GAD 抗体有关。GAD 是一种脑内的酶，与抑制性神经递质 GABA 的合成有关。在抗 GAD 抗体相关脑炎中，免疫系统产生抗体，攻击 GAD 蛋白质，导致神经系统问题。这种脑炎通常表现出多种神经系统症状，包括抽搐、肌肉僵硬、运动障碍、自伤行为、精神错乱和言语问题。患者可能会经历情感波动、抑郁和焦虑。这种脑炎的诊断通常基于临床症状、抗体检测和神经影像学检查（如磁共振成像）。抗 GAD 抗体的检测是确诊的重要步骤。精神健康支持和康复治疗也是必要的，尤其是对于精神和情感问题的管理。抗 GAD 抗体相关脑炎的预后因个体差异而异，一些患者对治疗有很好的反应，可以在康复后恢复正常生活。然而，另一些患者可能会经历持久的神经和认知问题，需要长期的支持和康复治疗。

抗 GAD 抗体相关脑炎通常发生在成年人中，儿童患者较为罕见。性别分布方面没有明显的趋势，这意味着男性和女性都有可能受到影响。由于抗 GAD 抗体相关脑炎是一种罕见疾病，它可能会被误诊为其他神经系统疾病或精神障碍。与其相关的治疗的流行病学数据也相对有限。治疗通常包括药物治疗，如抗癫痫药物和免疫抑制药物，以减轻症状和抑制免疫系统的攻击。

● **抗两性蛋白受体抗体相关脑炎**：是一种罕见的大脑疾病，其中免疫系统攻击了脑中的两性蛋白受体。两性蛋白受体是一种蛋白质，它在神经细胞之间的连接点上扮演着重要的角色，在学习、记忆和情感方面起到重要作用。在这种脑炎中，免疫系统制造出抗体，这些抗体错误地攻击两性蛋白受体，导致神经元出现问题。症状可能包括以下方面。

■ 行为和情感问题：患者可能出现情绪不稳定、精神错乱、幻觉、妄想或情感淡漠。

■ 认知问题：包括记忆力下降、注意力不集中、思维混乱等。

■ 运动障碍：包括不自主的肌肉运动、抽搐或不协调的动作等。

■ 言语问题：有时可能出现说话困难或失语。

■ 自主神经系统症状：可能包括心率不规律、呼吸问题、体温不稳定等。

治疗通常包括免疫抑制治疗，如使用激素和免疫抑制药物，以减轻免疫系统对大脑的攻击，以及支持性治疗来缓解症状。及早的诊断和治疗对于恢复和改善预后非常关键。

最后，我们介绍的是抗细胞内抗原抗体脑炎：

● 抗腺苷酸激酶 5（adenylate kinase 5，AK5）抗体相关脑炎：是一种罕见的自身免疫性神经疾病。这种疾病与免疫系统错误地攻击 AK5 受体有关。AK5 是一种酶，它在细胞中起着重要的能量代谢调节作用。抗 AK5 抗体相关脑炎通常是由免疫系统制造的抗体错误地攻击 AK5 受体，导致神经元功能受损，引发一系列神经系统症状。

抗 AK5 抗体相关脑炎的症状和治疗方式因个体而异，因为这是一种相对新的神经疾病，研究和了解程度有限。通常，症状可能包括认知障碍、情感问题、运动障碍、言语障碍和其他神经系统症状。诊断抗 AK5 抗体相关脑炎通常需要临床症状、神经影像学检查（如磁共振成像）、脑脊液分析和免疫学检测以确认抗体的存在。治疗通常包括免疫抑制治疗，如使用激素和免疫抑制药物，从而减轻免疫系统对神经系统的攻击。支持性治疗用于缓解特定症状，如抗癫痫药物用于控制癫痫发作。

● 抗神经元核抗体 1 型（anti-neuronal nuclear antibody type-1，ANNA-1）相关脑炎：是一种罕见的自身免疫性神经疾病。这种脑炎与免疫系统错误地攻击 ANNA-1 有关。ANNA-1 是一种神经抗体，它是抗神经元核抗体的一种类型。这种抗体通常存在于一些自身免疫性疾病中，如抗神经元核抗体相关疾病。

抗 ANNA-1 相关脑炎通常导致神经系统症状,包括认知障碍、情感问题、运动障碍、言语障碍和其他神经症状。这些症状可以因个体而异,因为免疫系统攻击大脑的具体部位和程度可能有所不同。

诊断抗 ANNA-1 相关脑炎通常需要临床症状、神经影像学检查(如磁共振成像)、脑脊液分析和免疫学检测,以确认抗体的存在。

治疗通常包括免疫抑制治疗,如使用激素和免疫抑制药物,以减轻免疫系统对神经系统的攻击。支持性治疗也可能用于缓解特定症状,如抗癫痫药物用于控制癫痫发作。

● 其他抗神经细胞内抗原抗体相关脑炎:除了抗 AK5 抗体相关脑炎和抗 ANNA-1 相关脑炎外,还有一些抗体是影响神经细胞的,但它们不直接导致疾病。这些抗体通常会在患者有肿瘤的情况下出现在他们的血液中,它们可以作为一种标志,表明患者体内的特殊 T 细胞正在攻击肿瘤细胞。这些抗体被称为肿瘤神经抗体。被检出这些抗体的患者免疫治疗的效果通常不太好,并且疾病的预后更容易受到肿瘤本身治疗效果的影响。这些抗体包括 CV2、Ma2、KLHL11 等。

■ 抗 CV2 抗体相关脑炎:通常表现为脑炎的症状,还可能伴随其他疾病症状,比如舞蹈病、不自主运动、小脑性共济失调、脊髓病、周围神经病和假性肠梗阻等。这类脑炎中有超过 80% 的患者同时患有肿瘤,主要是小细胞肺癌和胸腺瘤。及早开始免疫治疗和肿瘤治疗可能有助于改善患者的预后。

■ 抗 Ma2 抗体相关脑炎:通常表现为脑炎或者间脑炎,有时还伴随发作性睡病,也可能引起脑干问题,甚至有类似运动神经元病的症状。在影像学上,我们通常可以看到颞叶内侧、间脑或脑干出现 T2 和 FLAIR 的高信号。这种脑炎通常与肿瘤密切相关,特别是在年轻男性患者中,与睾丸精原细胞瘤相关。而在中老年患者中,通常与非小细胞肺癌相关,有时还可能伴随抗 Ma1 抗体。需要注意的是,通常来说,除非患者是青年男性且睾丸肿瘤得到了完全治愈,否则抗 Ma2 抗体相关脑炎对治疗反应不太好。

■ 抗 Kelch 样蛋白 11 抗体相关脑炎:这种疾病非常少见,而且所有已报道的病例都是男性。患者通常表现出一种脑炎,涉及脑干或小脑,也有一小部分表现出边缘性脑炎的症状。在疾病暴发之前可能会出现听力下降或耳鸣等前驱症状。此外，这种脑炎通常与睾丸、纵隔或后腹膜等部位的精原细胞瘤密切相关。

总的来说，自身免疫性脑炎的分类反映了这类疾病的多样性和复杂性。不同类型的自身免疫性脑炎与特定的抗体相关，这使得准确的分类成为诊断和治疗的关键。随着科学的不断进步，我们对各种类型自身免疫性脑炎的病理机制和临床表现有了更深入的了解，这为个体化治疗方案的制订提供了更坚实的基础。未来，进一步的研究将有助于揭示不同自身免疫性脑炎亚型之间的差异，为更有效地管理和治疗这一疾病提供更多的启示。因此，对自身免疫性脑炎分类的深入研究将继续推动医学界对这一复杂疾病的认知，为患者提供更精准的医疗服务。

3 自身免疫性脑炎的临床表现有哪些？

自身免疫性脑炎是一组罕见而复杂的疾病，其特点是免疫系统错误地攻击大脑组织，导致广泛的神经系统症状。这些症状可以根据不同类型的自身免疫性脑炎及疾病的严重程度而有所不同。根据 2022 年版《中国自身免疫性脑炎诊治专家共识》，自身免疫性脑炎的临床表现可以分为前驱症状和主要症状 2 个方面。

● **前驱症状**：自身免疫性脑炎的前驱症状涵盖了广泛的神经系统问题，其中最为常见的症状包括发热，头痛和头晕等。在疾病初期，患者可能会经历不明原因的发热，这可能伴随着全身不适感。这种发热可能并非由感染引起，而是免疫系统异常导致身体炎症反应的表现。头痛也是自身免疫性脑炎的常见前驱症状之一，通常表现为剧烈、持续或反复发作的头痛。这种头痛可能与炎症引起的脑组织损伤有关。患者可能感到头痛伴随着压力感、搏动感或其他不适，这种头痛的特点可能有助于区分其与不同类型的头痛。对头晕而言，患者可能经历持续的头晕、眩晕感，伴随着思维迟缓和注意力不集中的困扰。头晕可能伴随恶心、呕吐及感觉晕倒的感觉，给患者的日常生活和工作造成极大的困扰。值得注意的是，这些前驱症状往往是多样化的，并且可能逐渐加重。

● 主要症状

■ 癫痫发作：自身免疫性脑炎可能引发癫痫发作，这是大脑神经元的异常活动引起的。癫痫发作的类型和严重程度因个体及自身免疫性脑炎的不同类型而异。在发作时，人可能经历各种不同的情况，比如突然的倒地抽搐、意识丧失、眼神呆滞、嘴巴流口水，甚至有可能出现不可控制的动作或奇怪的感觉。这种状况可能只持续几秒，也可能延续数分钟甚至半小时（图1-2）。

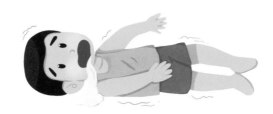

图1-2 自身免疫性脑炎临床表现：癫痫发作

■ 精神行为异常：自身免疫性脑炎常导致患者的精神和行为状态发生变化，包括情绪不稳定、焦虑抑郁、幻觉、妄想等。例如，某人可能看到其他人看不到的东西，听到其他人听不到的声音，或者因为过度焦虑而无法正常参与社交活动，或者可能因为丧失对现实的正常感知而表现出错乱的行为。有时，精神行为异常可能表现为无法理解或控制自己的情绪，导致极端的愤怒或沮丧（图1-3）。

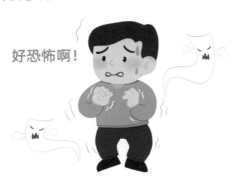

好恐怖啊！

图1-3 自身免疫性脑炎临床表现：精神行为异常

■ 认知障碍：是一种主要影响认知能力的神经功能障碍，表现为个体在注意力、记忆力、学习、思考、语言等认知功能方面出现异常。这种障碍可能影响个体的日常生活和社会功能。通俗地说，患者可能出现记忆问题、思维困难、难以理解或记住信息，注意力可能明显下降。有些患者可能会发现自己难以记住新学到的东西，或者在对话中突然忘记正在说的事情等（图1-4）。

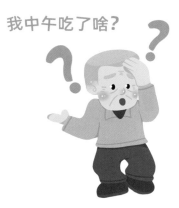

图1-4 自身免疫性脑炎临床表现：认知障碍

■ 不自主运动：是个体在没有意愿或不受控制的情况下出现的运动。这些运动可能是无意识的、不自觉的，而且往往超出了正常的运动范围。不自主运动是神经系统功能紊乱的表现，可以涉及肌肉、骨骼和其他运动系统。通常包括口角抽动、四肢震颤等表现（图1-5）。

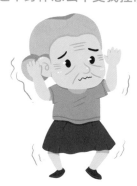

图1-5 自身免疫性脑炎临床表现：不自主运动

■言语障碍：指在语言的表达和理解方面出现困难，表现为个体在言语沟通方面的受限或异常。这种障碍可能涉及语音、语法、词汇、流畅性、语言理解等方面。通俗地说，就是在说话或理解别人说话时出现的问题。这可能表现为发音不准确，可能是构建句子或使用词汇的困难，也可能是在说话时卡住或重复某个词（图1-6）。

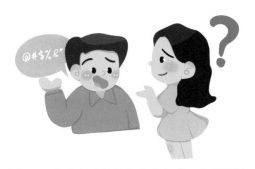

图1-6 自身免疫性脑炎临床表现：言语障碍

■运动障碍：是指个体在控制肌肉运动方面遇到困难或异常，表现为肌肉协调性或运动执行方面的问题。这些障碍可能涉及运动的速度、力量、精准性及整体运动的协调性。运动障碍是一种神经系统功能异常的表现，可以影响日常生活、工作和社交功能。通常表现为肌力下降、肌肉僵硬等。

■意识障碍：是指个体对自身、周围环境或外部刺激的感知和认识受到干扰的情况。这种障碍可能表现为意识的清晰度下降、对时间和空间的混淆、对信息的正确处理能力下降，以及对外部刺激的不适当或混乱的反应。简单来说，就是大脑好像在打瞌睡，让人感觉有点迷糊或不太清楚自身及周围在发生什么（图1-7）。

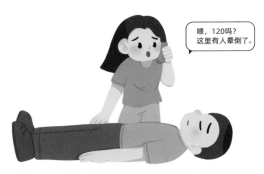

图1-7 自身免疫性脑炎临床表现：意识障碍

不同类型的自身免疫性脑炎可能表现出不同的症状，这些症状通常与受影响的抗体或抗原有关。以下是一些常见的自身免疫性脑炎类型及其特定的表现。

● **抗 NMDA 受体抗体脑炎**：这是自身免疫性脑炎中最常见的类型之一，常与年轻女性有关，尤其是与卵巢肿瘤（特别是卵巢畸胎瘤）相关。患者通常表现出严重的精神状态改变，包括幻觉、妄想、极端兴奋或冷漠，失语症，抽搐和肌肉痉挛。

● **抗 LGI1 抗体脑炎**：癫痫发作是抗 LGI1 抗体相关脑炎最常见的症状，通常表现为面臂肌张力障碍，这种癫痫发作频繁，但是持续时间非常短。同时相关的症状还表现为意识混乱、昏迷、记忆力下降尤其是近事记忆力下降、运动障碍和不自主运动等。患者还可表现为不同程度的睡眠障碍，包括失眠、快速眼动睡眠期（rapid eye movement sleep，REM）行为异常、日间过度睡眠、嗜睡、睡眠觉醒周期紊乱等。

● **抗 CASPR2 受体抗体脑炎**：精神行为异常是最常见的首发症状，其次为边缘性脑炎症状，如认知功能下降、癫痫发作等。同时还可有自主神经功能障碍，包括多汗症、窦性心动过速、便秘、小便困难。周围神经也可表现出高兴奋性症状，主要表现为肌肉的不自主跳动、震颤，以下肢为主。有时也会表现出小脑症状，主要表现为头晕、步态不稳。

● **抗 GAD 抗体相关脑炎**：GAD 抗体与该类型脑炎有关。GAD 是一种脑内的酶，与抑制性神经递质 GABA 的合成有关。患者可能出现抽搐、共济失调、运动障碍和认知问题，但通常精神状态是正常的。

● **抗 AMPA 受体抗体相关脑炎**：与 AMPA 受体抗体有关。AMPA 受体参与大脑中的兴奋性神经递质的传递。患者可能出现认知损害、精神症状和运动问题，但通常没有明显的抽搐。

● **抗 MOG 抗体相关脑炎**：与 MOG 抗体有关，可能导致视觉问题、失语症、运动障碍和精神状态改变。视觉问题通常是最显著的特征，包括双视、视野缺失和眼球不自主运动。

● **抗 GABA$_B$ 受体抗体相关脑炎**：与抗 GABA$_B$ 受体抗体有关，这与抑制性神经递质 GABA 的信号传递相关。患者可能出现抽搐、共济失调和认知问题。

　　自身免疫性脑炎症状的复杂性和多样性使得这种疾病的确诊和治疗都具有一定的挑战性。因此，早期诊断和综合治疗显得尤为重要。患者可能经历认知障碍、精神症状、运动障碍及不同程度的癫痫发作。这一系列的表现常给患者的日常生活、工作和社交带来极大的困扰。由于病程的不确定性，症状的轻重缓急不一，对于医生来说，需要综合运用脑脊液分析、脑电图、神经影像学检查等多种诊断手段，以明确疾病的性质和临床特征。

　　随着对自身免疫性脑炎的认知不断增加，医学界正在努力制定更为有效的治疗方法。治疗方案可能包括免疫抑制剂、皮质类固醇、免疫球蛋白等，以调控异常的免疫系统活动。然而，由于患者之间症状和治疗反应的差异，治疗过程需要精细调整和持续跟踪。

　　在临床实践中，与患者及其家属建立紧密的合作关系至关重要。通过及时、全面的治疗，以及对患者心理和社会层面的支持，可以最大限度地提高患者的生活质量。自身免疫性脑炎的研究和治疗仍在不断深入，为更好地理解和管理这一疾病提供了希望。最终目标是通过综合性的医学研究和卓越的临床实践，为患者提供更为精准、个体化的医疗服务。

④ 什么是抗体阴性的自身免疫性脑炎？

　　抗体阴性的自身免疫性脑炎是新近被认识的疾病，其诊断主要依赖临床表现。在《柳叶刀·神经病学》上发表的《自身免疫性脑炎的诊断建议》中提出，确诊自身免疫性脑炎可以不依赖抗体诊断，即所谓的"抗体阴性的自身免疫性边缘性脑炎诊断标准"。

　　然而，这种"抗体阴性"的自身免疫性脑炎诊断需要极其慎重，需要进行充分的鉴别诊断，特别是与抗体阳性脑炎及感染性脑炎鉴别。为避免诊断过度，2022年发布的中国的《自身免疫性脑炎诊治专家共识》未采用该"抗体阴性"标准。但在国际上，可能的自身免疫性脑炎的诊断标准包括：亚急性起病（病程＜3个月），伴有工作记忆缺损（短期记忆丧失）、意识状态改变或精神症状；至少有以下一项，包括：新发的局灶性中枢神经系统（central nervous system，CNS）表现，既往已知的痫性疾病不能解释的癫痫发作，脑脊液白细胞计数升高（白细胞数＞

5/mm³），磁共振成像提示为脑炎改变，或排除其他可能的病因。

总的来说，抗体阴性的自身免疫性脑炎是一种复杂的疾病，其诊断需要综合考虑临床表现、辅助检查结果及病史等信息。尽管抗体检测在诊断中起着重要的作用，但在某些情况下，临床医生可能需要依赖其他信息来做出诊断。因此，对这类疾病的理解和诊断需要不断地学习和研究。

⑤ 什么是抗体相关重叠综合征？

随着抗神经抗体谱系的不断扩展与普遍应用，确诊病例与日俱增，也出现了多种抗神经抗体同时阳性的自身免疫性脑炎病例——抗体重叠现象，以及自身免疫性脑炎与神经免疫病或者系统性自身免疫病临床症状同时或交替存在的现象——临床表型重叠现象。部分抗 NMDA 受体抗体脑炎患者伴有 AQP4、MOG 抗体阳性时，有可能同时伴有视神经脊髓炎、视神经脊髓炎谱系疾病等中枢神经系统脱髓鞘疾病的发生，也可能引起中枢神经系统多发性髓鞘脱失。抗 NMDA 受体抗体与抗胶质纤维酸性蛋白（glial fibrillary acidic protein，GFAP）抗体重叠率也很高，在国外的研究病例中，NMDA 受体，AQP4 和 GFAP 三者共存的情况提示畸胎瘤的发生率可达 90%。

综上所述，自身免疫性脑炎存在临床表型重叠和抗体重叠的现象。抗体重叠与表型重叠存在一定关系，但两者常不能用简单的"因果关系"来解释，需要结合临床具体分析。这种神经免疫重叠综合征的诊断和治疗具有一定特殊性，需要参考相关神经免疫性疾病的诊疗指南与共识，明确诊断，规范治疗；同时根据临床症状的轻重、主次，兼顾短期效果与长期预后，采用个体化的治疗方案。神经免疫重叠综合征在给临床带来挑战的同时，也为其机制研究带来了启示与机遇。

⑥ 自身免疫性脑炎常见吗？

谈及自身免疫性脑炎的常见与否，就要聊一聊它的流行病学资料。因为自身免疫性脑炎是一种新近被认识的疾病，其流行病学数据报告是很少的，原因是其表现不一，且与多种抗体有关。拿发病率来说，不仅在西方和亚洲国家有很大的不同，甚至不同抗体类型的自身免疫性脑炎发病率差异都很大。据文献报道，脑炎的总发病率在每年 5 ~ 8/10万，且 40% ~ 50% 原因不明。在西方国家，成人报告的脑炎发病率在0.7 ~ 12.6/10万。美国的一项研究发现，1389 例脑炎患者中只有 123 例（9%）的抗体为阳性；而在英国，自身免疫性脑炎在脑炎病例的比例仅为 4%。

此外，不同类型自身免疫性脑炎的流行病学数据也大不相同。抗NMDA 受体抗体脑炎以女性多见，中位发病年龄 21 岁，约 37% 患者发病年龄 < 18 岁。抗 GABA$_a$ 受体抗体相关脑炎、抗 mgluR5 抗体相关脑炎、抗突触蛋白 -3α 抗体相关脑炎等亦通常于青壮年发病。抗 D2R 抗体与抗基底节脑炎相关，好发于儿童，而中老年人更容易发现边缘性脑炎的相关抗体。国外文献报道，抗 CASPR2 抗体相关脑炎男女比例达 9 ：1，我国男女比例约为 2 ：1。抗 LGI1 抗体脑炎、抗 GABA$_B$ 受体抗体相关脑炎和抗 mgluR5 抗体相关脑炎亦多见于男性，抗 AMPA 受体抗体相关脑炎在女性中更常见，抗 D2R 抗体相关基底节脑炎和抗 GABA$_A$ 受体抗体相关脑炎则无明显性别差异。

国内目前对于自身免疫性脑炎的流行病学研究较少。在一项有 778 名自身免疫性脑炎患者的研究中，男女患者比例约为 1.2 ：1。自身免疫性脑炎的主要亚型分为 NMDAR- 自身免疫性脑炎（占 61.35%）、LGI 1- 自身免疫性脑炎（占 20.61%）和 GABA$_B$ 自身免疫性脑炎（占 12.40%）。一项有 4106 名疑诊脑炎患者的研究中，最终发现抗体阳性的患者仅为 531例（12.9%），其中抗 NMDA 受体抗体脑炎患者 424 例（79.7%），抗LGI1 抗体脑炎患者 68 例（12.8%），抗 GABA$_B$ 受体抗体相关脑炎 30 例（5.6%），抗 CASPR2 抗体相关脑炎 7 例（1.3%）。最终，虽然中国和西方国家在人口统计、癌症发病率和遗传特征等方面存在一些不同，但发现中国的自身免疫性脑炎在人口统计学特征、伴发肿瘤率、临床特征和复发特征方面与西方国家相似。

总而言之，有些自身免疫性脑炎可能存在性别差异，有些自身免疫性脑炎可能在某个特定年龄段更为常见。在某些情况下，自身免疫性脑炎可能更容易发生，比如感染或抗肿瘤药物相关的继发的自身免疫疾病。自身免疫性脑炎通常需要专业医生进行确切的诊断和治疗。如果你或身边的人有相关症状或担心患上自身免疫性脑炎，建议咨询医疗专家以获取准确的诊断和建议。

 自身免疫性脑炎的病因有哪些?

要理解自身免疫性脑炎的病因，首先需要了解免疫系统的基本工作原理。免疫系统是一个非常复杂的防御系统，其主要任务是保护机体免受病原体（如细菌、病毒、真菌）和其他异常细胞的侵害。免疫系统通过检测和攻击这些外部入侵物来保护机体健康。然而，在某些情况下，免疫系统会出现故障，错误地将正常组织视为外部威胁，从而攻击自己的组织，导致自身免疫性疾病的发生。

自身免疫性脑炎是自身免疫性疾病的一种，其发生机制类似于其他自身免疫性疾病。以下是一些可能导致自身免疫性脑炎的主要因素。

● **遗传因素**：研究表明，某些特定的基因和自身免疫性脑炎之间存在一定的关联。这些基因可能涉及免疫系统的调节、炎症反应和自身免疫反应的调控。然而，具体涉及的基因因病种而异，且不同自身免疫性脑炎类型之间可能存在差异。值得一提的是，自身免疫性疾病在家族中的发病史可能会增加个体患上自身免疫性脑炎的风险。如果一个人的直系亲属中有自身免疫性疾病的病史，其可能会更容易受到遗传因素的影响。但是自身免疫性脑炎通常是多因素性疾病，环境因素、感染、药物暴露等多种非遗传因素也在疾病的发病机制中发挥作用。现在也有许多自身免疫性脑炎的遗传研究支持多因素模型，即多个基因和环境因素相互作用，共同影响疾病的风险。这使得确定具体的遗传因素和风险基因更加复杂。

● **感染**：是许多自身免疫性脑炎病例的共同触发因素之一。某些感染病原体（如病毒或细菌）可能会激活免疫系统，使其产生抗体来对抗感染。然而，这些抗体有时也可能误伤大脑组织。例如，单纯疱疹病毒（herpes simplex virus）感染已被证实与抗 NMDA 受体抗体脑炎有关。在临床中，患者在成功治疗病毒感染几周后，可能会出现一系列神经精神症状。儿童患者主要表现为手足徐动症，而成年人则以精神问题和认知功能障碍为主。这个阶段，通过检测患者的血清和脑脊液，常发现抗NMDA受体抗体存在。尽管抗病毒治疗效果不明显，但采用免疫治疗方法，如使用糖皮质激素、血浆置换、静脉输注丙种球蛋白等，可以显著改善患者的神经精神症状，并且没有再次出现病毒感染的证据。此外，部分抗NMDA受体抗体脑炎患者的血清中可能存在其他病原体感染的迹象，如水痘-带状疱疹病毒和支原体等。这提示除了常见的单纯疱疹病毒外，还有可能是其他病原体引起了这种自身免疫性脑炎。

在临床观察上，一些自身免疫性脑炎患者的病史中会有感染事件，这支持了感染在疾病发病中的作用。感染可以是触发因素，但并不是所有感染都会导致自身免疫性脑炎。因此，在某些情况下，预防感染可能有助于减少自身免疫性脑炎的风险。这包括接种疫苗、维持良好的卫生习惯和避免某些感染源。

● 肿瘤：与自身免疫性脑炎之间存在着复杂的关联。在与细胞内抗体介导的副肿瘤综合征相关的脑炎中，损害是由抗肿瘤免疫过程中产生的自身免疫性T细胞引起的。研究发现，死亡的肿瘤细胞释放的抗原在局部淋巴结中被抗原提呈细胞（antigen presenting cell，APC）摄取并处理，然后呈递给免疫细胞，从而激活抗肿瘤免疫应答。细胞毒性T细胞通过颗粒酶和穿孔素等方式攻击具有相似抗原表位的中枢神经细胞，导致神经细胞死亡，释放的细胞内抗原又通过体液免疫产生自身抗体，但这些抗体不一定有直接的致病作用。

因此，在副肿瘤综合征患者中检测到的抗体只是细胞免疫反应激活体液免疫后的副产物。虽然它们能够可靠地提示细胞免疫紊乱的发生，但并不是介导病理损伤的主要因素。深入了解细胞内抗体的特点对于指导副肿瘤综合征患者的治疗至关重要。检测细胞内抗体可能预示肿瘤的发生，因此进行早期肿瘤筛查有望显著改善患者的预后。有些肿瘤可能会产生抗原（抗体识别的目标），这些抗原与神经元相关，因此可能引发免疫系统对大脑的攻击。以下是一些已知可能与自身免疫性脑炎相关的肿瘤。

■ 卵巢肿瘤：尤其是畸胎瘤（teratoma），是与抗NMDA受体抗体脑炎最相关的肿瘤类型。抗NMDA受体抗体脑炎通常在年轻女性中发生，其中一部分与卵巢畸胎瘤有关。这一发现在神经科医生和肿瘤科医生之间引起了广泛的关注，因为肿瘤的切除通常会改善病情。

■ 小细胞肺癌：与抗 $GABA_B$ 受体抗体相关脑炎相关。这种类型的肺癌可能会产生与 $GABA_B$ 受体有关的抗原，这些抗原可能引发免疫系统攻击神经组织。

■ 其他肿瘤：除了上述两种肿瘤类型，还有一些其他肿瘤可能与自身免疫性脑炎有关，包括胃肠道肿瘤、子宫内膜癌和其他恶性肿瘤。这些肿瘤通常会引发免疫系统的异常反应，导致免疫系统攻击神经组织。

● 免疫系统异常：自身免疫性脑炎的发病是由于免疫系统出现异常，导致免疫系统攻击自身神经系统组织。以下是可能导致自身免疫性脑炎的免疫系统异常。

■ 自身抗体产生：在自身免疫性脑炎中，免疫系统产生抗体，这些抗体可能错误地攻击自身神经组织或影响神经系统的正常功能。这些抗体通常被称为"自身抗体"，因为它们攻击自身组织而不是感染源。

■ T 细胞异常：除了自身抗体，T 细胞也可能在自身免疫性脑炎中起到作用。T 细胞是免疫系统中的另一类免疫细胞，其可以攻击感染源，但也可能误攻击宿主的神经组织。

■ 免疫耐受失调：在正常情况下，免疫系统应该能够识别和攻击感染源，同时保持对宿主组织的耐受性。在自身免疫性脑炎中，这种平衡可能被打破，导致免疫系统过度活跃，攻击自身神经组织。

■ 炎症反应：免疫系统的异常活动可能导致炎症反应，这会对神经系统产生不利影响。炎症可能会导致神经细胞的损伤、炎性介质的释放和神经信号传导的干扰。

● 其他自身免疫性疾病：自身免疫性脑炎与其他自身免疫性疾病之间存在一些关系，因为它们都是由免疫系统攻击自身神经组织而引发的疾病。在两者之间存在一些重要的关联。

■ 自身免疫性共病：自身免疫性脑炎的患者可能同时患有其他自身免疫性疾病，这种情况被称为自身免疫性共病。例如，自身免疫性脑炎的患者有时也会患有类风湿关节炎、系统性红斑狼疮、甲状腺自身免疫疾病等其他自身免疫性疾病。

■ 免疫系统的共同机制：自身免疫性疾病通常都涉及免疫系统的异常活动，如自身抗体的产生、T 细胞的攻击或免疫细胞的过度活跃。虽然不同的自身免疫性疾病可能攻击不同的组织或器官，但它们之间可能共享类似的免疫机制。

■ 遗传因素：在多个自身免疫性疾病中都起到作用，这可能导致家族中出现多种自身免疫性疾病。因此，如果一名家庭成员患有自身免疫性脑炎，其他家庭成员患其他自身免疫性疾病的风险可能会增加。

自身免疫性脑炎的诱因是一个复杂而多面的议题，目前仍在深入研究之中。尽管我们已经识别出一些潜在的触发因素，如感染、肿瘤和其他免疫系统异常，但关于为什么免疫系统会误攻击自身大脑组织仍存在许多未解之谜。随着对疾病研究的不断深入，我们有望更全面地了解自身免疫性脑炎的起因和发展机制，这将为制订更有效的预防策略和治疗方案提供更深层次的理解。在面对自身免疫性脑炎的诱因时，医学同仁呼吁加强研究，以便更好地识别个体风险因素、制订预防措施，并提高对患者的警觉性。同时，患者和医疗专业人员的密切合作也将在早期诊断和治疗方面发挥关键作用。

综合而言，虽然自身免疫性脑炎的诱因仍然是一个复杂的谜题，但随着科学的不断进步，我们对这一疾病的理解将变得更加清晰，并为预防和治疗提供更有针对性的策略。通过不懈努力，我们有望更好地应对这一神经系统疾病，提高患者的生活质量。

8 自身免疫性脑炎可以影响哪些年龄段的人？

自身免疫性脑炎理论上可以影响任何年龄段的人，包括儿童、青少年、成年人和老年人。然而，一些亚型的自身免疫性脑炎在特定年龄段的发病率可能较高。以下是一些相关的观察。

● 儿童和青少年：抗 NMDA 受体抗体脑炎更常见于儿童和青少年。这可能是因为儿童和青少年的免疫系统仍在发育，可能更容易出现异常免疫反应。

● **成年人**：抗 LGI1 抗体脑炎更常见于成年人。这些亚型可能在不同的成年年龄段内发病。

● **老年人**：抗 $GABA_B$ 受体抗体相关脑炎通常发生在老年人中，这类老年人合并肿瘤概率通常也较高。

总之，自身免疫性脑炎的发病年龄段是多样化的，它可以影响各个年龄段的人。疾病的具体亚型和发病率可能因年龄而异，但这并不是绝对规则。无论年龄如何，及早诊断和治疗对于管理自身免疫性脑炎非常关键。

9 哪些人易患自身免疫性脑炎？

虽然任何人都可能患上自身免疫性脑炎，但有一些因素可能增加患病的风险。

● **肿瘤**：一些类型的自身免疫性脑炎与肿瘤发展有关。例如，抗 NMDA 受体抗体脑炎常与卵巢畸胎瘤相关。因此，患有特定类型的肿瘤的人可能更容易患上与这些肿瘤相关的自身免疫性脑炎。

● **感染和疾病**：某些感染或疾病可以触发免疫系统异常反应，增加患者自身免疫性脑炎的风险。例如，抗 NMDA 受体抗体相关脑炎可能与发病前的病毒感染有关。

总的来说，自身免疫性脑炎是一种复杂的疾病，其发病机制尚不完全清楚。虽然某些因素可能增加患病的风险，但具体的发病原因可能因人而异。如果你担心自身免疫性脑炎，或者你有相关症状，最好咨询医疗专家以获取准确的诊断和治疗建议。及早诊断和治疗有助于提高康复的机会。

10 是否有与自身免疫性脑炎相关的遗传因素？

遗传因素在自身免疫性疾病中发挥重要作用，但在自身免疫性脑炎的研究中，遗传因素的角色尚不完全清楚。

在探讨自身免疫性脑炎的遗传因素之前，我们需要知道遗传因素在自身免疫性疾病的发病机制中起着关键作用。自身免疫性疾病包括自身免疫性脑炎在内，是多基因性疾病，这意味着多个基因的变化都可能增加患这些疾病的风险。以下是一些解释遗传因素在自身免疫性疾病中作用的关键概念。

● **遗传易感性**：某些基因的变化可以增加个体对自身免疫性疾病的易感性。这些易感基因可能影响免疫系统的正常调节，使其更容易出现异常免疫反应。

● **HLA 基因**：人类白细胞抗原（human leukocyte antigen，HLA）是一组基因，编码了一种称作主要组织相容性复合体（major histocompatibility complex，MHC）的蛋白质。MHC 蛋白质在呈递抗原给免疫系统的过程中发挥关键作用。特定 HLA 基因的变化与多种自身免疫性疾病有关，包括一些自身免疫性脑炎亚型。

● **多基因性**：自身免疫性脑炎是多基因性疾病，多个遗传变异可能共同作用，导致疾病的发病。不同的亚型可能与不同的遗传因素相关。

● **环境与遗传相互作用**：遗传因素和环境因素之间存在相互作用。环境因素，如感染、药物暴露和生活方式，可以触发自身免疫性脑炎的发作，并在遗传易感个体中引发异常免疫反应。

● **家族聚集性**：自身免疫性疾病在某些家庭中可能会更加普遍，这表明疾病的发病具有家族聚集性。如果一个家庭中有患者，其他家庭成员患某种自身免疫性疾病的风险可能会升高。这可能反映了遗传因素的影响。

同时，不同亚型的自身免疫性脑炎也与不同的遗传因素相关。

● **抗 NMDA 受体抗体脑炎**

■ **HLA 基因型**：抗 NMDA 受体抗体脑炎患者中的一项重要遗传因素是特定的 HLA 基因型。研究表明，HLA-DRB1*16∶02 与抗 NMDA 受体抗体脑炎的风险增加相关。这表明，患者携带这一特定 HLA 基因型可能更容易患上这种亚型的自身免疫性脑炎。

■ **其他基因因素**：除了 HLA 基因，其他基因因素也可能在抗 NMDA

受体抗体脑炎中起作用，但研究仍在进行中。这些因素可能涉及免疫系统的调节和信号通路相关基因。

◎ 抗 LGI1 抗体脑炎和抗 CASPR2 受体抗体脑炎

■ HLA 基因型：与抗 NMDA 受体抗体脑炎一样，抗 LGI1 抗体脑炎和抗 CASPR2 受体抗体脑炎特定 HLA 基因型也与患病风险有关。例如，HLA-DRB107：01 和 HLA-DRB104：02 等基因型被发现与该亚型相关。

◎ 其他亚型

■ 抗 AMPA 受体抗体相关脑炎：这一亚型的遗传因素研究仍在初级阶段，但也涉及 HLA 基因型及可能与抗体生成和免疫反应有关的其他基因。

■ 抗 MOG 抗体相关脑炎：抗 MOG 抗体相关脑炎与典型自身免疫性脑炎亚型存在差异。它通常与视神经炎谱系疾病、多发性硬化有关，而多发性硬化涉及遗传因素，包括特定的 HLA 基因型。

关于自身免疫性脑炎的遗传因素的研究仍然相对有限，因为这是一个相对较新的疾病分类，研究工作仍在进行中。目前已有一些初步的研究，探讨了遗传因素在自身免疫性脑炎中的潜在作用。

◎ 基因与自身免疫性脑炎的关系：在一些自身免疫性脑炎亚型中，已经发现特定基因的变异可能与发病风险相关。例如，抗 NMDA 受体抗体脑炎通常与 HLA-DRB1*16：02 基因相关，这是 HLA 基因家族中的一个成员。这一发现表明，特定 HLA 基因型可能会增加患抗 NMDA 受体抗体脑炎的风险。类似的关联研究正在进行，以寻找其他自身免疫性脑炎亚型的遗传风险因素。

◎ 家族病史和自身免疫性脑炎：一些报道表明，自身免疫性脑炎在某些家庭中可能会出现多例患者，这提示家族聚集性可能在某些情况下起作用。尽管这些研究还相对有限，但它们为遗传因素在自身免疫性脑炎中的作用提供了初步证据。

◎ 基因与治疗反应的关系：除了发病风险，一些研究还探讨了特定基因型与自身免疫性脑炎患者对治疗反应之间的关系。不同的遗传因素可能影响患者对免疫抑制治疗的反应，这有助于个体化治疗选择。

尽管已经对自身免疫性脑炎遗传因素有了一些初步了解，但还有许多问题需要进一步研究。以下是未来研究方向和存在挑战的一些关键领域。

● **更多的遗传关联研究**：需要更多的研究来确定自身免疫性脑炎各个亚型与特定遗传变异之间的关系。这将有助于揭示哪些基因在不同亚型的发病中起关键作用。

● **基因与环境因素的相互作用**：自身免疫性疾病通常是由基因和环境因素的相互作用引发的。因此，未来的研究需要更好地理解基因与环境因素之间的关系，以及它们如何共同导致自身免疫性脑炎。

● **家族研究**：更多的家族研究需要进行，以进一步验证家族聚集性在自身免疫性脑炎中的作用。这些研究将有助于确定家庭中自身免疫性脑炎的遗传风险。

● **个体化治疗**：随着对遗传因素的更深入了解，我们有望朝着个体化治疗的方向前进。根据患者的遗传背景，医生可以更好地选择适合的治疗方案。

尽管自身免疫性脑炎的遗传因素研究仍在起步阶段，但已经取得了一些进展。遗传因素对该疾病的发病风险和治疗反应可能有一定影响，但其作用尚未被完全理解。未来的研究将进一步探讨自身免疫性脑炎的遗传基础，这将有助于更好地理解这一复杂的疾病，并提供更好的临床管理策略。虽然遗传因素重要，但环境因素、免疫系统的复杂性和其他因素也起着至关重要的作用，因此自身免疫性脑炎发病的完整解释仍需进一步研究。

11 不同亚型的自身免疫性脑炎合并肿瘤的概率有多高？

不同亚型的自身免疫性脑炎合并肿瘤的概率可以因个体差异而异，同时也受到患者的年龄、性别和其他因素的影响。以下是一些常见自身免疫性脑炎亚型和其合并典型肿瘤的概率（图1-8）。

脑炎类型	肿瘤类型	合并概率
抗NMDA受体抗体脑炎	卵巢肿瘤（卵巢畸胎瘤）	40%
抗LGI1抗体脑炎	小细胞肺癌	5%～10%
抗CASPR2受体抗体脑炎	胸腺瘤	小于10%
抗GABA$_B$受体抗体相关脑炎	小细胞肺癌	50%左右
抗IgLON5受体抗体脑炎	特定类型肿瘤的相关性还未被证实	小于10%
抗AMPA受体抗体相关脑炎	小细胞肺癌和胸腺瘤	60%左右
抗DPPX抗体相关脑炎	B细胞淋巴瘤	小于10%
抗GABA$_A$受体抗体相关脑炎	胸腺瘤	25%左右
抗mgluR5受体抗体相关脑炎	霍奇金淋巴瘤	60%
抗GAD抗体相关脑炎	神经内分泌肿瘤、胸腺瘤、小细胞肺癌	小于10%
抗两性蛋白受体抗体相关脑炎	乳腺癌和小细胞肺癌	80%左右

图 1-8　常见自身免疫性脑炎亚型和其合并肿瘤概率

🔘 **抗 NMDA 受体抗体脑炎**：这是最常见的自身免疫性脑炎亚型之一，通常与卵巢肿瘤（卵巢畸胎瘤）关联，尤其在年轻女性中。12 ~ 45 岁女性合并肿瘤的概率约为 40%。

🔘 **抗 LGI1 抗体脑炎**：这种亚型通常与小细胞肺癌相关，合并肿瘤的概率较低，通常在 5% ~ 10%。

🔘 **抗 CASPR2 受体抗体脑炎**：这种脑炎亚型也与胸腺瘤相关，合并肿瘤的概率小于 10%。

🔘 **抗 GABA$_B$ 受体抗体相关脑炎**：这种脑炎同时与小细胞肺癌相关，合并肿瘤的概率在 50% 左右。

🔘 **抗 IgLON5 受体抗体脑炎**：这种脑炎与特定类型肿瘤的相关性还未被证实，但通常来讲，其合并肿瘤的概率小于 10%。

🔘 **抗 AMPA 受体抗体相关脑炎**：通常与小细胞肺癌和胸腺瘤相关，通常合并肿瘤的概率在 60% 左右。

🔘 **抗 DPPX 抗体相关脑炎**：这种脑炎通常与 B 细胞淋巴瘤相关，并且通常合并肿瘤的概率小于 10%。

● 抗 GABA$_A$ 受体抗体相关脑炎：这种脑炎通常合并胸腺瘤，合并肿瘤的概率在 25% 左右。

● 抗 mgluR5 受体抗体相关脑炎：这种脑炎与霍奇金淋巴瘤呈强相关性，因此被确诊为霍奇金淋巴瘤的患者通常高发这种脑炎，合并肿瘤的概率约在 60%。

● 抗 GAD 抗体相关脑炎：这种脑炎通常与神经内分泌肿瘤、胸腺瘤、小细胞肺癌相关，但并不是所有患者都会合并肿瘤，合并肿瘤的概率相对较低，小于 10%。

● 抗两性蛋白受体抗体相关脑炎：通常与乳腺癌和小细胞肺癌相关，这两种肿瘤是其最常见的伴发疾病。研究表明，80% 左右的抗两性蛋白受体抗体相关脑炎患者患有乳腺癌或小细胞肺癌。这意味着在这些患者中，有很高的概率合并了这两种肿瘤中的至少一种。需要强调的是，虽然这两种肿瘤是抗两性蛋白受体抗体相关脑炎的常见伴发疾病，但不是每位患者都会合并肿瘤。

● 抗细胞内抗原抗体脑炎：除此之外，还有一些抗细胞内抗原抗体脑炎，合并肿瘤的概率较高，如小细胞肺癌、神经母细胞瘤、胸腺瘤、精原细胞癌、非小细胞肺癌等。

自身免疫性脑炎合并肿瘤的概率在不同的亚型之间存在差异，这一复杂的关系已在科学研究中得到深入探讨。了解不同亚型的自身免疫性脑炎患者合并肿瘤的风险对于早期诊断和治疗方案的制订具有重要意义。随着医学的不断进步，研究者们正在致力于探明不同自身免疫性脑炎亚型与肿瘤之间的关联机制。这有助于确定患者肿瘤的发生风险，并可能为个体化的医疗干预提供更为精准的指导。

总而言之，在未来，加强对各种自身免疫性脑炎亚型的深入研究，以及更全面的临床观察，将有助于更准确地评估患者的合并肿瘤风险，以便医疗专业人员在早期阶段进行干预，从而更好地管理患者的疾病和提高其生活质量。

12 自身免疫性脑炎的免疫相关的发病机制是什么呢?

  自身免疫性脑炎患者免疫系统异常,导致免疫细胞攻击患者自己的神经组织。自身免疫性脑炎的发病机制主要涉及 4 个方面:**自身免疫耐受被打破、自身反应性 B 细胞克隆扩增、自身反应负反馈抑制和调节环节失败及血脑屏障被破坏**。第一,免疫耐受失败意味着免疫系统失去了对自身组织的正常识别和容忍能力,导致自身抗原特异性 B 细胞活化。第二,这部分 B 细胞克隆扩增分化为抗体分泌细胞产生针对神经系统正常组织的致病抗体。第三,致病抗体的产生逃脱了机体的负反馈抑制。第四,血脑屏障被破坏,即血液和脑组织之间的屏障受损,使得免疫细胞和抗体更容易穿越进入脑内,与正常脑组织发生相互作用,导致神经元受损,加剧了自身免疫性脑炎的发展。这 4 个方面相互作用,形成了自身免疫性脑炎的发病机制,说明了为何免疫系统会误认脑组织为敌方,导致神经炎症和神经系统功能异常。接下来,我们展开说说具体的发病机制。

  ◎ **自身免疫耐受被打破**:自身免疫性疾病的发生始于免疫耐受状态的破坏。在正常情况下,免疫系统能够维持体内的免疫耐受状态,及时清除受伤、衰老和变性的细胞,同时对自身成分保持免疫耐受,即在接触抗原性物质时表现出特异性的无应答状态。当感染或肿瘤发生时,固有免疫细胞通过与病原体释放的外来病原相关分子模式或损伤细胞释放的损伤相关分子模式结合,及时识别病原体或受损细胞,终止病理进程或启动适应性免疫应答。自身免疫性疾病通常是由自身反应性 T 细胞和自身反应性抗体介导的。适应性免疫耐受的终止和破坏是导致自身免疫性疾病发生的根本原因。在炎症或肿瘤等因素的作用下,适应性免疫耐受机制受到挑战,导致外周自身反应性淋巴细胞异常激活。这可能与坏死细胞释放的隐蔽抗原或抗原表位扩展,以及炎症细胞因子的协同刺激作用下的局部活化有关。此外,经修饰的自身抗原和交叉抗原也能通过分子模拟等方式提供激活新 T 细胞克隆的活性基团,替代原本耐受的 T 细胞克隆,从而有效地辅助激活自身反应性 B 细胞。除此之外,细胞死亡机制的障碍、多克隆激活及免疫调节紊乱等因素可能是导致抗体相关脑炎发病的潜在免疫病理基础。

● 自身反应性 B 细胞克隆扩增：抗细胞膜表面抗原抗体通常与自身免疫性脑炎有关（图 1-9），而抗细胞内抗原抗体大多与副肿瘤综合征（paraneoplastic syndromes，PS）相关（图 1-10）。PS 患者的临床症状被认为是由细胞免疫紊乱主导的，而自身免疫性脑炎则是由体液免疫异常产生的自身抗体介导的中枢神经系统损伤。在 PS 中，细胞免疫紊乱被视为抗肿瘤免疫效应的附带产物，自身抗体的生成是细胞免疫紊乱的次生结果，因此抗体仅具有诊断价值。因此，针对 PS 患者的治疗重点并非在于减轻异常的自身免疫反应。相反，在自身免疫性脑炎中，由体液免疫生成的自身抗体具有明确的致病作用，因此免疫治疗的效果显著。当适应性免疫耐受失效后，自身免疫性 B 淋巴细胞被激活，进行克隆性增殖，最终发展成成熟的浆细胞，从而产生抗体。

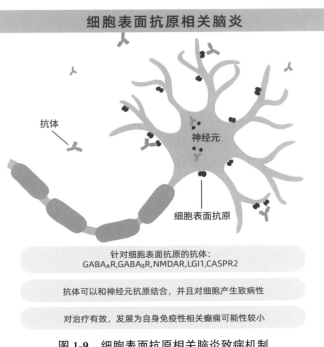

图 1-9 细胞表面抗原相关脑炎致病机制

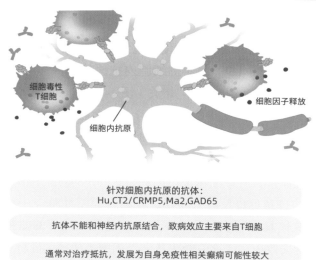

细胞内抗原相关脑炎

细胞毒性
T细胞

细胞内抗原

细胞因子释放

针对细胞内抗原的抗体：
Hu,CT2/CRMP5,Ma2,GAD65

抗体不能和神经内抗原结合，致病效应主要来自T细胞

通常对治疗抵抗，发展为自身免疫性相关癫痫可能性较大

图1-10　细胞内抗原相关脑炎致病机制

●　自身反应负反馈抑制和调节环节失败：自身免疫性脑炎抗体在致病中起着至关重要的作用。在自身免疫性脑炎抗体的致病作用中，受体可以阻断细胞表面受体或离子通道、调节受体内吞、激活补体与炎症反应、破坏相关蛋白，从而导致相关临床症状的出现。

■　阻断细胞表面受体或离子通道：目前发现，该种作用主要发生在抗GABA$_B$受体脑炎中，GABA$_B$受体是一种抑制性神经递质的G蛋白偶联受体。研究发现，与GABA$_B$受体相关的抗体结合于GABA$_B$亚单位的细胞外结构域，具有阻断受体功能的效果，从而引发与严重癫痫相关的边缘叶脑炎。通过体外试验我们发现，在不改变受体密度的情况下，这些抗体能够对抗GABA$_B$受体激动剂对电生理的抑制作用，这提示这些抗体可能直接阻断了受体的功能。

■　调节受体内吞：抗体通过与神经细胞表面的特定受体结合，触发了一系列的生物学反应。这些反应包括受体的内吞作用，即神经细胞将受体从细胞表面内吞到细胞内部。这个过程可能会导致神经信号传递的改变，从而引发神经炎症和神经功能障碍。IgG$_1$与抗原结合后，引发抗原的交联作用，导致形成抗原抗体复合物。这种复合物会被细胞内化或吞噬，并最终在细胞内被降解。以抗 NMDA 受体抗体脑炎为例，抗体能够促使 NMDA 受体的内吞，降低突触后膜受体的密度，从而引发脑炎，表现为神经精神症状、癫痫和肌张力障碍等主要临床症状。NMDA 受体属于一类碘化谷氨酸受体，其抗体主要靶向 GluN1 亚基。通过体内外试验证实，这些抗体能够选择性而可逆地减少突触表面 NMDA 抗体的密度。

■ 激活补体与炎症反应：补体系统的激活离不开抗原抗体复合物的形成，从而促进巨噬细胞的趋化和吞噬作用，同时在细胞膜上形成膜，攻击复合体，诱发细胞的溶解。研究发现，在抗 CASPR2 受体抗体脑炎患者的脑组织中，抗电压门控通道蛋白 LGI1 会呈现补体的沉积，这就提示补体可能与抗原抗体复合物结合并沉积在病灶部位，因而，破坏了神经元细胞的正常结构，影响了神经功能。

■ 破坏相关蛋白：在自身免疫性脑炎的抗体中，虽然大部分检测到的抗体是 IgG_1，但也存在以 IgG_4 为主的情况。IgG_4 与 IgG_1 不同，它不能结合补体，诱导受体交联和内化的能力也较弱。因此，IgG 主要是通过干扰正常蛋白之间的相互作用及破坏蛋白，从而引发自身免疫性疾病的病理损伤。在抗 LGI1 抗体引发的边缘性脑炎中，无论是体内试验还是体外电生理试验，都发现抗 LGI1 抗体能与 LGI1 蛋白的不同抗原表位结合，进而干扰其与突触前蛋白 ADAM23 和突触后蛋白 ADAM22 的相互作用，降低突触后 AMPA 受体密度，改变突触前钾离子通道功能，最终导致神经元兴奋性增加。

● 血脑屏障被破坏：自身免疫性脑炎的发病机制中，抗体对血脑屏障的破坏作用是一个重要的研究领域。血脑屏障是大脑血管、细胞及其他组成大脑组织之间的保护性屏障，能为大脑提供一种防御机制来抵御血液中的外来病原体和毒素等。在自身免疫性脑炎中，抗体可能通过多种方式影响血脑屏障的功能。例如，抗体可能直接攻击血脑屏障的组成部分，导致其结构和功能的损害。此外，抗体还可能通过激活免疫反应，诱导炎症细胞浸润和炎性介质的释放，进一步破坏血脑屏障的完整性。有研究发现，血管内皮细胞的受体 Unc5B 通过调控 Wnt 信号通路来维持血脑屏障的完整。通过抗体抑制 Unc5B 与其配体 Netrin-1 的结合，能够短暂打开血脑屏障，并在数小时后重新封上。这一发现为将来针对中枢神经系统的药物递送和治疗打开了新的大门。然而，关于抗体具体破坏血脑屏障的机制，尚需进一步研究。这是一个非常复杂的过程，涉及免疫系统、神经系统及血脑屏障之间的精细相互作用。

自身免疫性脑炎的免疫相关发病机制是一个仍在深入研究的复杂课题。我们的理解仍然处于不断演变的阶段，而科学界对于该疾病的免疫学基础正在逐渐揭晓。随着技术和研究方法的不断创新，我们正逐步解开自身免疫性脑炎发病机制的谜团。对抗体、免疫细胞和免疫通路的深入研究为我们提供了更为精确的了解，同时也为未来的治疗和干预提供了更有希望的方向。

总体而言，在这个科学探索的过程中，医学界持续致力于寻找创新性的治疗方法，以调控免疫系统的异常活动。对于患者而言，这不仅仅是科学进步的问题，更是对于提高生活质量和提供更个体化医疗服务的一种追求。

13 如何诊断自身免疫性脑炎？

自身免疫性脑炎是一种神经系统疾病，它的诊断通常需要综合医学测试和专业医生的评估。这是一个复杂的诊断过程，因为它需要排除其他可能引起类似症状的疾病，同时确定免疫系统异常活动的存在。以下将详细讨论如何诊断自身免疫性脑炎，包括病史采集、体格检查、实验室检查、辅助检查等（图1-11）。

● （1）病史采集：诊断自身免疫性脑炎的过程通常从详细的病史采集开始。这一步的目标是了解患者的症状、病程、以往的健康问题和家族病史。医生会询问关于以下方面的信息：

● 症状：患者可能会描述癫痫、精神状态改变、认知问题、运动障碍等症状。

● 病程：医生会了解症状出现的时间、持续时间和是否有恶化趋势。

● 感染或免疫接种史：患者是否有过感染或免疫接种，因为某些疾病或疫苗接种可能触发免疫系统异常反应。

● 药物使用：医生会询问患者是否正在使用药物，因为某些药物也可能引起类似的症状。

● 家族史：确认家族中是否有人有类似神经系统疾病的症状。

病史采集有助于确定可能的风险因素和潜在的疾病机制。

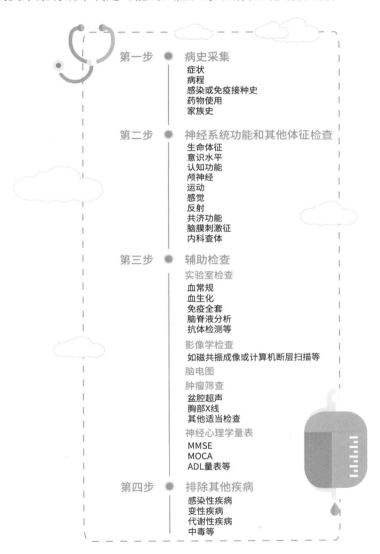

第一步　病史采集
　症状
　病程
　感染或免疫接种史
　药物使用
　家族史

第二步　神经系统功能和其他体征检查
　生命体征
　意识水平
　认知功能
　颅神经
　运动
　感觉
　反射
　共济功能
　脑膜刺激征
　内科查体

第三步　辅助检查
　实验室检查
　血常规
　血生化
　免疫全套
　脑脊液分析
　抗体检测等

　影像学检查
　如磁共振成像或计算机断层扫描等

　脑电图

　肿瘤筛查
　盆腔超声
　胸部X线
　其他适当检查

　神经心理学量表
　MMSE
　MOCA
　ADL量表等

第四步　排除其他疾病
　感染性疾病
　变性疾病
　代谢性疾病
　中毒等

图 1-11　自身免疫性脑炎的诊断步骤

（2）神经系统功能和其他体征检查：体格检查是诊断的下一步。医生将进行全面的体格检查，以检查患者的生命体征和神经系统功能。这包括测试感觉、运动、反射和神经系统的一般表现。医生将寻找与自身免疫性脑炎相关的特定神经系统症状，如精神状态改变、抽搐、共济失调和肌肉问题。医生还会注意是否存在有关的体征，如发热、淋巴结肿大或皮疹，这些可能提示潜在的疾病。具体的检查如下：

● 生命体征：检查患者的血压、心率、呼吸等生命体征。

● 意识水平：评估患者的清醒程度和意识状态。

● 认知功能：使用神经心理学测试，如简易精神状态检查表（minimental state examination，MMSE）和蒙特利尔认知评估量表（Montreal cognitive assessment，MOCA）评估认知功能。

● 颅神经：检查颅神经功能，注意任何异常表现。

● 运动、感觉、反射、共济功能：详细检查神经系统的运动、感觉、反射和共济功能。

● 脑膜刺激征：检查是否存在脑膜刺激征象，如颈项强直等。

● 内科查体：检查其他器官系统，可能会发现肿瘤产物（包括异位激素的产生）激活的免疫反应引起的内分泌、消化、肾脏等全身其他系统相应的临床症状。

从神经系统功能的角度出发，医生通常会检查患者如下的神经系统功能：

● 认知功能：医生会评估患者的思维、记忆和言语能力，以检查是否存在认知障碍。

● 情感状态：医生会观察患者的情感状态，以检查是否存在情感不稳定、焦虑、抑郁等。

● 言语：医生会测试患者的言语能力，包括流利度、理解和表达。

● 协调能力：医生会检查患者的协调能力，包括步态、手部协调和平衡。

● 肌肉力量：医生会测试患者的肌肉力量，以检查是否存在肌肉无力或瘫痪。

● 运动控制：医生会观察患者的运动控制，以检查是否存在不自主的运动和肌肉痉挛。

神经系统评估有助于确定是否存在神经系统问题，以及这些问题的性质和程度。

（3）辅助检查：是确诊自身免疫性脑炎的关键步骤之一。首先最重要的是实验室检查，这些检查旨在检测可能与疾病相关的抗体和生物标志物。常见的实验室检查包括以下方面。

● 血常规和血生化：检查炎症指标、电解质和器官功能。

● 免疫全套：检查血液中相关的免疫学相关指标，这些指标可能表现出自身免疫性脑炎的发作。

● 脑脊液分析：这是通过脊椎穿刺采集脑脊液样本，然后进行化学和细胞学分析。在自身免疫性脑炎的情况下，脑脊液中可能会出现异常，如白细胞计数升高、蛋白质含量升高或特定抗体的存在。

● 抗体检测：一些特定类型的自身免疫性脑炎与特定的抗体相关，如抗 NMDA 受体抗体、抗 CASPR2 受体抗体等。医生可以通过血液或脑脊液样本来检测这些抗体的存在。

● 除了实验室检查外，我们还通过其他的辅助检查来帮助诊断该项疾病。

● 影像学检查：如磁共振成像（MRI）或计算机断层扫描（CT），可以帮助医生检查大脑和神经系统的结构。这些图像可能显示出炎症、肿瘤或其他神经系统问题。影像学检查可以帮助医生排除其他可能引起相似症状的疾病，如脑肿瘤。

● 脑电图：是一种记录大脑电活动的检查方法。它可以显示癫痫发作或其他异常脑电图模式，这些可能与自身免疫性脑炎有关。脑电图有助于评估大脑的电活动，并可在疾病诊断和治疗的过程中提供有用的信息。

● 肿瘤筛查：对于某些类型的自身免疫性脑炎，特别是与肿瘤风险相关的类型（如抗 NMDA 受体抗体脑炎），医生可能会建议进行肿瘤筛查，包括盆腔超声、胸部 X 线或其他适当的检查，以排除与肿瘤相关的原因。这是因为一些自身免疫性脑炎与肿瘤的存在相关，治疗肿瘤可能有助于缓解疾病。

● 神经心理学量表：通常还会使用日常生活活动评估量表（activity daily life，ADL）、MMSE、MOCA 等来评估患者的精神认知状态，但急性期患者常不能配合完成。

（4）排除其他疾病：自身免疫性脑炎疾病的确诊需要同其他疾病进行鉴别，以此来确定此次发病与其他疾病无关。

● 感染性疾病：通过血液和脑脊液检查排除细菌、病毒或真菌感染。

● 变性疾病：通过影像学检查排除帕金森病、亨廷顿病等神经系统变性疾病。

● 代谢性疾病：检查血液和尿液，排除代谢障碍，如糖尿病或甲状腺功能异常。

● 中毒：查询患者是否有中毒史，通过血液和尿液检查排除中毒引起的神经系统症状。

总之，诊断自身免疫性脑炎是一个复杂的过程，需要多种信息源的结合，包括病史、体格检查、实验室检查、影像学检查和神经系统评估，并排除其他疾病。

14 如何诊断抗体阴性的自身免疫性脑炎？

抗体阴性的自身免疫性脑炎的诊断是一个挑战，因为这需要排除其他可能的病因，并且需要对患者的临床表现，以及神经影像学检查、脑电图和脑脊液检查结果进行综合分析。以下是一些可能的异常表现：

（1）临床表现：患者可能会出现急性或亚急性起病（＜ 3 个月），并具备以下一项或多项神经与精神症状或临床综合征。

● 边缘系统症状：近事记忆减退、癫痫发作、精神行为异常。

● 脑炎综合征：弥漫性或多灶性脑损害的临床表现。基底节和（或）间脑 / 下丘脑受累的临床表现。

● 精神障碍，且精神心理专科认为不符合非器质疾病。

（2）辅助检查：具有以下一项或多项的辅助检查发现，或者合并相关肿瘤。

● 脑脊液异常：脑脊液白细胞增多（＞ 5×10^6/L）；或者脑脊液细胞学呈淋巴细胞性炎症；或者脑脊液寡克隆区带阳性。

● 神经影像学：磁共振边缘系统 T2 或 FLAIR 异常信号，单侧或双侧，或其他区域的 T2 或 FLAIR 异常信号（除外非特异性白质改变和卒中）；或 PET 边缘系统高代谢改变，或多发的皮质和（或）基底节的高代谢。

● 脑电图异常：局灶性癫痫或癫痫样放电（位于颞叶或颞叶以外），或弥漫或多灶分布的慢波节律。

（3）排除其他病因：需要合理地排除其他可能的病因，如感染性脑炎、肿瘤等。

如果满足上述诊断条件中的临床表现、辅助检查、排除其他病因等条件，可以诊断为抗体阴性的自身免疫性脑炎。然而，这是一个复杂的过程，需要专业医生的判断。如果有疑虑，应寻求医疗专业人士的帮助。

15 什么是自身免疫性脑炎复发？

自身免疫性脑炎复发是指曾经被诊断为自身免疫性脑炎的患者，在经历了症状完全好转或者缓解并稳定后至少2个月，出现新的症状或原有症状再次加重的情况。复发通常意味着免疫系统再次错误地攻击大脑组织，导致炎症进一步加剧，从而导致疾病的恶化。复发可以在初次发病后的几个月或几年内发生，时间跨度因个体而异。至于自身免疫性脑炎的复发机制是复杂的，医学界尚未完全理解，但以下是一些可能涉及的机制。

● **未能完全抑制免疫系统**：初始治疗可能有效地减轻了炎症，但没有完全抑制异常的免疫反应。这意味着患者尽管症状得到了缓解，仍然可能具有活跃的自身免疫反应。如果免疫系统再次变得过度活跃，它可能会重新攻击大脑组织，导致复发。

● **重新激活的自身抗体**：一些自身免疫性脑炎与特定的自身抗体有关。这些抗体在初次发病时可能被抑制或清除，但它们仍然存在于患者的体内。如果这些抗体重新激活或增殖，它们可能会导致免疫系统对大脑组织产生更多的损害。

● **隐藏性肿瘤或感染**：有些自身免疫性脑炎与恶性肿瘤或感染有关。这些潜在的触发因素可能在初次发病时未被识别，但在复发时变得明显。处理这些潜在的问题可能是管理复发的一部分。

自身免疫性脑炎复发是一个复杂而严重的问题，可以对患者的生活质量和健康造成严重影响。尽管目前对于复发的机制尚不完全清楚，但通过及时的临床监测、个体化的治疗方案和处理潜在触发因素，可能会降低复发的风险。对于复发的管理需要多学科团队的协作，包括神经科医生、免疫学家、肿瘤学家和精神医生，以确保患者获得最佳的照顾和治疗。研究和临床实践的不断进展将有助于更好地理解和应对自身免疫性脑炎的复发。

16 如何识别自身免疫性脑炎复发？

自身免疫性脑炎是一种罕见的神经系统疾病，是由于免疫系统错误地攻击了身体的正常组织而引起的脑部炎症。识别自身免疫性脑炎的复发是一项挑战，因为其症状可能因人而异，且可能随着病程的进展而改变。以下是一些可能的步骤。

● **注意症状**：自身免疫性脑炎的症状可能包括神经精神症状（记忆障碍、思维问题、意识障碍、幻觉或妄想、精神状态改变）、运动或神经系统症状（抽搐或癫痫发作、肌张力异常、运动协调问题、肢体瘫痪或虚弱）、视觉问题（视野缺失、双视或其他视觉障碍）等。如果患者注意到这些症状的出现或加重，这可能是复发的迹象。

● **定期检查**：定期进行神经影像学检查（如 MRI）和脑脊液检查可以帮助医生监测病情的变化。如果检查结果显示脑部炎症的增加，这可能是复发的迹象。

■ **脑脊液检查**：检查脑脊液中的细胞、蛋白质和炎症标志物。脑脊液的变化可能反映脑炎的活动性。

■ **抗体检测**：进行血清或脑脊液中的抗体检测，特别是检测特定类型的抗体，如 NMDAR 抗体、LGI1 抗体等。

■ **脑影像学检查**：进行 MRI 或 CT 检查，以查看脑部结构和检测任何异常。影像学变化可能提示脑炎的存在或复发。

■ **电生理学检查**：脑电图和其他电生理学检查可以评估脑电活动，发现异常波形或活动，可能提示脑炎的存在。

● **临床评估**：医生可能通过观察患者的症状和体征，以及进行详细的临床评估，来确定是否存在脑炎的复发。

面对自身免疫性脑炎的复发，患者也不必过于担心，务必及时就医并积极治疗，同样可以正常生活。在这个过程中，请不要忘记照顾好自己的心理健康。精神状态对身体健康有着深远的影响。寻找支持和理解的人，与医疗团队保持密切联系，共同制订合适的治疗方案。内心的平静和积极的心态将成为战胜疾病的重要支持。

17 自身免疫性脑炎复发的因素包括哪些?

自身免疫性脑炎的复发可能受到多种因素的影响，包括个体特征、疾病类型、治疗手段等。但是关于其复发因素，现在仍然还在研究中。根据临床经验，以下是一些可能引起脑炎复发的因素。

● **不完全的治疗**：如果患者没有按医生的建议完成治疗方案，或者在治疗过程中中断了药物的使用，可能增加脑炎的复发风险。不同的患者对治疗的反应有差异。有些患者对治疗非常敏感，而另一些患者可能对治疗不够敏感，这可能会影响病情的稳定性。

● **患者遗传因素**：个体遗传因素可能对脑炎的发展和复发起着一定的作用。某些基因型可能使个体更容易受到免疫系统攻击。

● **免疫系统失调**：自身免疫性疾病的本质是免疫系统的异常攻击自身组织。如果免疫系统的失调得不到有效调节，可能导致脑炎的复发。

● **触发因素**：某些感染、疾病或其他炎症触发因素可能诱发或加重脑炎。这些因素可能包括感染、外伤、手术或其他疾病状态。

● **肿瘤相关**：与一些自身免疫性脑炎相关的抗体可能与肿瘤存在关联。如果存在患者身体中的肿瘤未被有效治疗或监测，复发的风险可能增加。

需要强调的是，每位患者的病情都是独特的，复发的因素可能因人而异。及时的医疗监测、个体化的治疗方案及患者对治疗的合作是预防脑炎复发的关键。如果患者怀疑自身免疫性脑炎的复发，请及时咨询医疗专业人士以获取个体化的建议。

18 复发的自身免疫性脑炎常见吗? 复发的严重程度如何?

自身免疫性脑炎通常可以通过及时治疗得到控制，但还是有一部分患者会出现复发。复发的频率因多种因素而异，包括疾病的类型、患者的个体差异、治疗方法及是否已处理潜在的触发因素。有一些研究表明，自身免疫性脑炎的复发率在不同类型的脑炎之间有所不同，均有一定的复发率，总体来说，复发是一个较为常见的现象。复发的时间通常在初次发病后的数月至数年不等，但也有可能在更短的时间内复发。患者可能在完全康复2个月之后再次出现症状，或者症状改善2个月之后再次加重。自身免疫性脑炎的复发频率和严重程度因患者个体差异、脑炎类型、治疗及其依从性等多种因素而异。以下是一些一般性的观察。

● **复发频率**：可以因患者和脑炎类型而异。有些患者可能只经历一次脑炎发作，而另一些患者可能经历多次发作。某些类型的自身免疫性脑炎可能更容易复发，而另一些可能较为罕见。

● **严重程度**：脑炎复发的严重程度也因个体差异而异。有研究发现复发的患者临床症状较轻，有些患者可能在早期就接受有效治疗，并且经过一段时间后康复，而另一些患者可能需要更长时间的康复，或者可能经历长期的神经功能障碍。

最新的研究文献显示，自身免疫性脑炎的复发率因抗体差异、个体差异而异。目前国内外报道显示抗 NMDA 受体抗体脑炎的复发率为 4% ~ 25%，复发率可能与不同地区、研究人群及样本量等因素有关。多次复发率（复发2次或2次以上）为 33.0% ~ 66.6%，提示对于已经有过复发病史的患者，应密切关注其临床症状及脑脊液抗体滴度变化情况，及时识别再次复发。复发与初次发病时间间隔为5个月至13年，提示即使数年甚至数十年后仍要警惕有复发的可能，这可能与半衰期较长的浆细胞及部分 B 淋巴细胞转化成记忆细胞有关。相比初次发作，抗 NMDA 受体抗体脑炎复发时的临床特点有：疾病严重程度较初次轻；可仅出现首次发作时的部分症状，甚至仅为单一症状或新发症状；复发时还可能出现脑干、小脑受累的症状，如复视、视物模糊、面部麻木、吞咽困难、共济失调等。

对于抗 LGI1 抗体脑炎，国外文献将其复发定义为：治疗期间初始症状缓解但需要调整用药或停药后出现明显的临床症状恶化。国内外报道抗 LGI1 抗体脑炎的复发率为 0 ~ 35%。有研究总结分析了部分抗 LGI1

抗体脑炎复发报道，短期随访的研究发现 8% 的抗 LGI1 抗体脑炎患者复发，而较长随访时间（＞2 年）的研究发现 27%～35% 的抗 LGI1 抗体脑炎患者复发，提示评估抗 LGI1 抗体脑炎患者是否复发需要长期观察，免疫治疗也应积极使用并维持较长时间。复发可以表现为伴或不伴痫性发作的认知或行为症状的再次出现，也可表现为数月或数年后再次出现痫性发作。与抗 NMDA 受体抗体脑炎类似，抗 LGI1 抗体脑炎复发也较容易发生在免疫抑制剂减量过程中。

对于抗 CASPR2 受体抗体脑炎，其复发定义为：在全部或部分症状持续缓解至少 2 个月后的症状再次出现。国外报道抗 CASPR2 受体抗体脑炎的复发率为 0～38%。有研究报道了随访时间大于 1 年的 28 例患者，有 7 例复发，其中有 3 例在首次发作时漏诊，直至复发时才确诊，其还报道抗 CASPR2 受体抗体脑炎首次发作与复发的平均时间间隔为 19 个月，最长的时间间隔为 7 年，提示即使初次发作数年后，一旦患者症状再次出现，仍要警惕复发的可能。患者复发时的临床症状大多与首次发作时类似，部分患者会出现其他核心症状，且癫痫发作频率增高。

对于抗 $GABA_B$ 受体抗体相关脑炎，国内外报道其复发率为 0～15.4%。国内有研究报道发现有合并肿瘤的脑炎患者预后较差，有智力减退和痫性发作症状。复发患者初次发作时经免疫抑制剂治疗后症状可缓解，行二线免疫治疗可降低复发率。目前，关于抗 $GABA_B$ 受体抗体相关脑炎复发的研究报道较少，部分研究未观察到复发，这可能与随访时间有关，也可能因为此类型脑炎有较高的病死率，未观察到更多的复发患者。

19 早期诊断对于治疗自身免疫性脑炎有何重要性？

早期诊断对于治疗自身免疫性脑炎非常重要，就像在早春修理屋顶一样，如果你能在雨季到来之前找到漏洞，可以避免室内受到更多损害。

首先，自身免疫性脑炎是一种复杂的疾病，症状可能不太明显或易混淆。早期诊断有助于确定疾病的存在并开始治疗，从而防止症状恶化。如果疾病被忽视或被错误地诊断，它可能导致更严重的神经损害，这种损害可能是永久性的。

其次，及早治疗自身免疫性脑炎可以帮助停止免疫系统攻击大脑的过程。免疫系统的异常反应是这一疾病的核心问题，如果不及时干预，它将继续对大脑造成损害。早期的治疗可以帮助抑制免疫系统的攻击，减轻症状，并减少进一步的损害。

再次，自身免疫性脑炎通常需要特殊的药物治疗，如激素和免疫抑制剂。这些治疗可能需要一段时间才能发挥最大的效果。因此，如果能够在早期阶段开始治疗，就可以提高治疗成功的概率。

最后，早期诊断有助于提高患者的生活质量。自身免疫性脑炎可能导致认知问题、情绪不稳定、运动障碍等症状，严重影响日常生活。通过早期治疗，可以更早地减轻这些症状，帮助患者恢复正常生活。

总之，早期诊断对于治疗自身免疫性脑炎至关重要，因为它有助于防止症状恶化，减轻进一步的损害，提高治疗成功的机会，并提高患者的生活质量。如果你或你认识的人出现与神经系统相关的症状，尤其是如果这些症状与日常生活明显不同，及早就医和进行诊断非常重要。

20 自身免疫性脑炎急性症状性痫性发作和自身免疫相关性癫痫有何关系？

由自身免疫性脑炎引发的急性症状性痫性发作和自身免疫相关性癫痫是描述自身免疫性疾病引发的急性痫性发作和慢性癫痫的不同术语。

自身免疫性脑炎是一种罕见而严重的神经系统疾病，其特征是免疫系统攻击大脑神经元或其周围结构。这种攻击导致神经系统炎症和损害，表现为多样化的症状，包括癫痫发作、认知障碍、行为异常、运动障碍甚至昏迷。大多数自身免疫性脑炎患者在病程中经历癫痫发作，这可能是由于自身抗体与受体结合，导致大脑内电生理异常，因此被称为急性症状性痫性发作。在治疗急性症状性痫性发作时，抗癫痫药物常疗效欠佳，通常需要采用免疫抑制疗法来控制症状。

自身免疫相关性癫痫是指部分脑病患者在接受充分免疫治疗后仍持续经历痫性发作。这类痫性状态在治疗自身免疫性脑炎后仍持续存在，因此被认为是自身免疫相关性癫痫。癫痫是一种慢性病，而上述状态与该概念一致，因此属于癫痫的一部分。在这种情况下，免疫系统异常导致神经元受攻击，影响其正常功能，从而产生异常电信号，最终导致癫痫发作。对于这类慢性癫痫发作，首要考虑使用抗癫痫治疗。

这两个概念实际上都是在描述由自身免疫性脑炎引发的痫性状态，但为了规范术语的使用、减轻学术界的争议，提出了这两种术语。无论哪种情况，都应听从医生建议，积极治疗，控制症状发作，提高生活质量。

21 如何鉴别自身免疫性脑炎和感染性疾病？

鉴别自身免疫性脑炎和感染性疾病是关键的，因为两者的治疗和管理方式可能迥然不同。以下是一些常见的区分方法。

● 病史和症状

自身免疫性脑炎：患者可能有神经系统相关的症状，如认知障碍、行为异常、抽搐、精神症状等。病程可能较为亚急性。

感染性疾病：感染通常伴随着病原体引起的典型感染症状，如发热、寒战、头痛、肌肉痛等。感染性脑炎的病程可能相对更急。

● 实验室检查

自身免疫性脑炎：脑脊液检查可能显示蛋白质升高、淋巴细胞增多，以及特定的自身抗体。免疫组织化学检查或脑影像学也可能提供支持性的诊断信息。

感染性疾病：实验室检查通常包括血液和脑脊液培养，以寻找病原体的存在。其他检查可能包括病毒学、细菌学、真菌学等。

● 影像学检查

自身免疫性脑炎：脑影像学可能显示脑部炎症，但通常不会看到明显的感染灶。

感染性疾病：脑影像学可能显示感染性病变，如脑脓肿或脑膜炎。

● 反应治疗

自身免疫性脑炎：对免疫治疗的反应可能对诊断有所帮助，如糖皮质激素、免疫球蛋白或其他免疫抑制剂的治疗可能会导致症状缓解。

感染性疾病：抗生素、抗病毒药物或其他感染性疾病的治疗可能导致迅速的症状缓解。

22 如何鉴别自身免疫性脑炎和代谢性 / 中毒性脑病？

鉴别自身免疫性脑炎和代谢性 / 中毒性脑病可能需要综合考虑患者的病史、临床症状、实验室检查和影像学检查等方面的信息。以下是一些常见的区分方法。

● 病史和临床症状

自身免疫性脑炎：具有神经系统症状，如认知障碍、行为异常、抽搐、精神症状等。病程可能较为亚急性。

代谢性 / 中毒性脑病：病史中可能涉及药物使用、中毒或其他影响代谢的因素。症状可能涉及意识状态的改变、运动障碍等。

● 实验室检查

自身免疫性脑炎：脑脊液检查可能显示蛋白质升高、淋巴细胞增多，以及特定的自身抗体。免疫组织化学检查或脑影像学也可能提供支持性的诊断信息。

代谢性 / 中毒性脑病：实验室检查可能包括检测代谢指标、药物浓度、毒物水平等。这有助于确认是否存在代谢性异常或中毒。

● 影像学检查

自身免疫性脑炎：脑影像学可能显示脑部炎症，但通常不会看到明显的感染灶。

代谢性 / 中毒性脑病：脑影像学可能显示中毒性或代谢性的病变，如脑水肿、出血等。

● 反应治疗

自身免疫性脑炎：对免疫治疗的反应可能对诊断有所帮助，如对糖皮质激素、免疫球蛋白或其他免疫抑制剂的治疗可能会导致症状缓解。

代谢性 / 中毒性脑病：对中毒或代谢性异常的原因进行治疗，可能会导致症状的明显改善。

23 自身免疫性脑炎和病毒性脑炎有何关系？

病毒性脑炎被认为是自身免疫性脑炎的前驱，两者之间存在密切的关联。在一些情况下，患者可能经历相似的神经系统症状，包括癫痫发作。有研究指出，在单纯疱疹病毒性脑炎的患者中，有 27% 的患者在阿昔洛韦治疗后 3 个月内出现了自身免疫性脑炎的症状。并且不同年龄段的患者都可在单纯疱疹病毒性脑炎后发展为自身免疫性脑炎。同时也有研究提出了单纯疱疹病毒性脑炎后随访第 3 周检测到针对神经元表面抗原的自身抗体为单纯疱疹病毒性脑炎继发自身免疫性脑炎的独立危险因素。

但是它们是两种不同类型的脑炎，在病因、发病机制和治疗方面有着显著的差异。有时在病程中可能存在一些重叠或相似的临床症状，可能导致混淆。它们之间的不同点如下。

● 病因和发病机制

自身免疫性脑炎：是由于免疫系统异常攻击大脑组织而引起的。免疫系统错误地将自身的神经元或其周围的结构视为外来入侵物质，导致炎症和神经损伤。特定的抗体可能与不同类型的自身免疫性脑炎相关，如抗 NMDA 受体抗体脑炎等。

病毒性脑炎：是由病毒感染引起的脑组织炎症。病毒通过血液或神经系统传播到大脑，导致炎症反应。不同的病毒，如疱疹病毒、脊髓灰质炎病毒等，可能引发病毒性脑炎。

● 临床表现

自身免疫性脑炎：可以表现为广泛的神经系统症状，包括认知障碍、精神症状、运动障碍等。癫痫发作也是其中的一种表现。

病毒性脑炎：通常在病毒感染的初期表现为发热、头痛、呕吐等一般性症状，随后可能进展为意识障碍、癫痫发作和神经系统症状。有时难与自身免疫性脑炎症状区别。

● 诊断和治疗

自身免疫性脑炎：通常需要通过脑脊液分析、脑电图和神经影像学检查等多种检查手段进行综合诊断。治疗可能包括免疫调节疗法，如皮质类固醇、免疫球蛋白和免疫抑制药物。

病毒性脑炎：诊断通常依赖于病史、临床症状和实验室检查，如病毒抗体检测。治疗可能包括抗病毒药物、对症治疗和支持性治疗。

综合而言，尽管自身免疫性脑炎和病毒性脑炎是两种独立的疾病，但在某些方面可能存在交叉或相似之处。对于临床医生而言，准确的诊断和及时的治疗对于患者的病程和预后至关重要。

24 自身免疫性脑炎和副肿瘤相关脑炎有何关系？

自身免疫性脑炎和副肿瘤相关脑炎都是影响大脑的炎症性疾病。副肿瘤相关脑炎通常与某些肿瘤（通常是恶性肿瘤）同时出现。在这种情况下，免疫系统错误地攻击了神经系统，导致神经系统功能紊乱。这种脑炎通常是与癌症同时出现的，因此称之为副肿瘤相关神经综合征，但不是直接由肿瘤本身引起的。副肿瘤相关神经综合征被定义为：①可影响神经系统的任何部位，常表现为刻板的临床表现；②与恶性肿瘤相关；③具有免疫介导的发病机制的神经系统疾病。治疗通常包括治疗肿瘤，以及控制免疫系统的异常反应。它们之间存在一些关联，但也有显著的不同之处。

● 相同点

■ 免疫系统异常：两者都涉及免疫系统的异常活动。在副肿瘤相关脑炎中，肿瘤细胞可能产生异常抗体，这些抗体误认神经组织为外来入侵物质。而在自身免疫性脑炎中，免疫系统可能产生抗体直接攻击神经元或其周围的结构。

■ 神经系统症状：两者均表现为广泛的神经系统症状，包括认知障碍、运动障碍、精神症状和癫痫发作。

■ 治疗方法：对于这两种脑炎，治疗的目标通常是抑制免疫系统的异常活动。典型的治疗方法包括使用免疫抑制剂、皮质类固醇、免疫球蛋白等。

● 不同点

■ 病因和发病机制：

自身免疫性脑炎：是由于免疫系统错误地攻击大脑组织而引起的，通常没有明显的肿瘤存在。特定的抗体，如抗 NMDA 受体抗体，可能与自身免疫性脑炎相关。

副肿瘤相关脑炎：与肿瘤有直接关联，肿瘤产生的抗体或细胞因子触发免疫反应，误伤神经组织。这些肿瘤通常是特定类型的肿瘤，如小细胞肺癌、卵巢癌等。

■ 肿瘤存在：

自身免疫性脑炎：通常不需要存在明显的肿瘤，但在一些情况下可与肿瘤有关。

副肿瘤相关脑炎：与肿瘤直接相关，典型的副肿瘤相关脑炎会伴随着某种类型的肿瘤存在。例如，抗 NMDA 受体抗体脑炎通常与女性卵巢癌之间有着紧密的联系。

■ 抗体种类：

自身免疫性脑炎：其涉及的抗体通常不会因肿瘤而产生，因而与肿瘤之间关系较小，可能由于其他相关的免疫机制而产生。

副肿瘤相关脑炎：与不同类型的肿瘤相关，可能产生特定的抗体。根据抗体与恶性肿瘤相关频率定义了 3 组抗体，分别是高风险抗体、中风险抗体和低风险抗体。这些抗体通过作用于人体内的受体，便产生了不同分型的脑炎。通常根据其症状、临床特征及抗体的作用受体分为不同的亚型，如抗 NMDA 受体抗体脑炎、抗 CASPR2 受体抗体脑炎等。

■ 患病人群：

自身免疫性脑炎：可以发生在任何年龄，包括儿童和成年人。

副肿瘤相关脑炎：通常发生在中年人或老年人，与特定类型的肿瘤相关。

总体而言，尽管自身免疫性脑炎和副肿瘤相关脑炎在免疫系统异常与神经系统症状方面存在相似之处，但它们的病因、发病机制和治疗方法有明显的差异。确切的诊断需要通过临床评估、实验室检查和神经影像学检查来进行，以便采取适当的治疗策略。

25 自身免疫性脑炎是否与其他自身免疫疾病相关？

自身免疫性脑炎是自身免疫性疾病的一部分，这意味着它与其他自身免疫疾病可能存在某种关联。以下我们将通俗地解释自身免疫性脑炎与其他自身免疫疾病之间的联系，包括它们的共同机制、共发病率及对患者的诊断和治疗的影响。

自身免疫性疾病种类繁多，但它们都有一个共同点，那就是免疫系统攻击自身组织。自身免疫性脑炎是自身免疫性疾病中的一种，它专门涉及中枢神经系统，包括大脑。在自身免疫性脑炎中，免疫系统攻击大脑的不同部分，导致神经炎症和损害。这可以引发一系列神经症状，如精神错乱、抽搐、运动障碍和认知障碍。

自身免疫性脑炎是一个相对新的疾病类型，因此对其机制和发病因素的理解仍在不断演进。然而，研究已经发现，自身免疫性脑炎通常与特定抗体的存在相关。这些抗体通常是由免疫系统产生的，它们针对神经系统组件，如受体和通道蛋白。

自身免疫性脑炎与其他自身免疫疾病之间存在一些联系，尽管这些联系可能是复杂的。以下是一些关于自身免疫性脑炎与其他自身免疫疾病之间的联系的重要方面。

● **共同的免疫系统异常**：自身免疫性脑炎和其他自身免疫疾病都涉及免疫系统的异常。免疫系统中的免疫细胞和分子可能对自身组织产生异常的免疫应答，这是所有自身免疫疾病的共同特点。

● **共发病率**：一些研究发现，自身免疫性脑炎患者中可能更容易发生其他自身免疫疾病。这种现象被称为"共发病率"，它指的是患有一种自身免疫疾病的患者更容易患上另一种自身免疫疾病。例如，有报道显示自身免疫性脑炎患者中有些人同时患有类风湿关节炎、系统性红斑狼疮等其他自身免疫疾病。

● **共享抗体**：自身免疫性脑炎和其他自身免疫疾病之间的联系还体现在共享的抗体上。例如，抗 VGKC 复合体抗体不仅与抗 VGKC 复合体抗体相关脑炎有关，还在类风湿关节炎患者中发现。这表明一些抗体可能在不同自身免疫疾病之间起共同作用。

● 免疫治疗的类似性：自身免疫性脑炎和其他自身免疫疾病通常都会使用类似的治疗方法，包括免疫抑制疗法。这些治疗方法的目标是减轻免疫系统的攻击，从而减轻疾病症状。

● 环境和遗传因素：自身免疫性疾病通常是由环境因素和遗传因素的相互作用引发的。这些因素对不同自身免疫疾病之间的联系也起着关键作用。

自身免疫性脑炎与其他自身免疫疾病之间的联系对诊断和治疗也有一定影响。以下是一些相关方面。

● 诊断挑战：由于自身免疫性脑炎和其他自身免疫疾病可能共发病，医生在面临神经症状的患者时可能会面临一些诊断挑战。神经症状可能是多种疾病的表现，因此需要仔细的临床评估和实验室检查来明确诊断。

● 治疗策略：自身免疫性脑炎和其他自身免疫疾病通常都需要免疫抑制治疗，如皮质类固醇、免疫抑制剂等。因此，治疗策略可能在这两种类型的疾病之间有相似之处。了解患者是否同时患有其他自身免疫疾病对于确定最佳治疗方案很重要。

● 长期管理：一些自身免疫疾病需要长期管理，因为它们可能会复发。共发病的存在可能会使长期管理变得更加复杂，因为医生需要同时处理多种疾病的治疗。

自身免疫性脑炎与其他自身免疫疾病之间存在一些联系，包括共同的免疫系统异常、共发病率、共享抗体、类似的治疗方法及环境和遗传因素的相互作用。这种联系对于医生的诊断和治疗决策具有一定影响。尽管自身免疫性脑炎是一种相对新的疾病类型，但随着临床医生和患者的共同努力，此类疾病一定有希望能得到更好的诊断和治疗。

26 自身免疫性脑炎可以预防吗？

目前来说，自身免疫性脑炎的确切预防方法尚不清楚，因为其发病机制复杂，涉及多种因素。然而，通过一系列健康的生活方式和预防措施，可以降低患上免疫性疾病的风险，其中包括自身免疫性脑炎。以下是避免感染、避免熬夜、规律饮食和保持良好心情4个方面的建议（图1-12）。

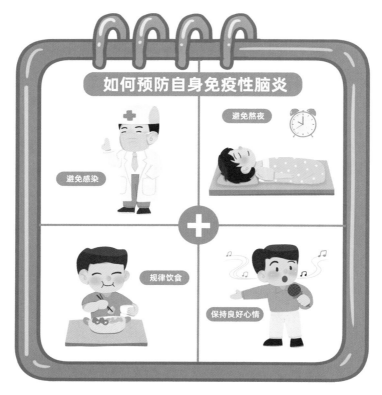

图 1-12　如何预防自身免疫性脑炎

- 避免感染：保持良好的个人卫生，勤洗手，避免接触已知的感染源，接种适当的疫苗可以有效降低感染病毒或其他病原体的风险。定期进行健康检查也能有助于早期发现和处理潜在的感染。
- 避免熬夜：充足的睡眠对于维持免疫系统的正常功能至关重要。规律的作息时间和足够的睡眠可以帮助身体更好地应对潜在的免疫挑战。
- 规律饮食：保持均衡、多样化的饮食，摄取足够的维生素、矿物质和营养素对于免疫系统的健康至关重要。避免过度依赖高糖、高脂肪的食物，有助于维持身体的免疫平衡。
- 保持良好心情：长期的精神紧张和压力可能对免疫系统产生负面

影响。采用应对压力的有效策略，如放松技巧、运动、冥想等，有助于维持良好的心理健康，从而支持免疫系统的正常功能。

　　虽然这些方法不能直接预防自身免疫性脑炎，但它们可以加强免疫系统，减少一些潜在的风险因素，提高整体健康水平。如果你有家族病史或存在潜在的免疫系统问题，最好在采取预防措施前咨询医生的建议。

第二章

了解这些心不慌——自身免疫性
脑炎诊疗常见疑问

① 为什么要做腰椎穿刺术?

自身免疫性脑炎是一种罕见但严重的疾病,它的诊断需要综合患者临床表现、脑脊液、神经影像学和脑电图检查等结果,且要合理排除其他可能病因。其中,抗神经元抗体阳性是确诊的重要依据,可以通过脑脊液化验获取结果。脑脊液是一种清澈的液体,环绕在脑和脊髓周围的腔隙中。通过腰椎穿刺术收集脑脊液样本,医生可以进行多种分析和检测,以帮助确认自身免疫性脑炎的诊断。下面将详细介绍为什么自身免疫性脑炎患者需要进行腰椎穿刺术。

（1）获取脑脊液化验抗神经元抗体诊断自身免疫性脑炎。

（2）获取脑脊液化验以排除其他可能病因如感染性疾病、中枢系统肿瘤。以下是一些常见的检测项目。

● 细胞计数:脑脊液中的细胞计数可以提供有关炎症反应的信息。在自身免疫性脑炎中,脑脊液中的白细胞计数可能升高,这可能表明感染或者免疫系统的异常活性。

● 蛋白质水平:脑脊液中的蛋白质水平可以显示炎症反应的程度。在自身免疫性脑炎中,脑脊液中的蛋白质水平通常升高。

● 免疫球蛋白:通过测量脑脊液中的免疫球蛋白,特别是免疫球蛋白 G（IgG）的类型和量,可以提供自身免疫性炎症的指示。

● 脑脊液的化学分析:可以提供关于细胞代谢、电解质平衡和其他生理过程的信息。

（3）腰椎穿刺术在自身免疫性脑炎的管理中发挥着重要的作用。它可以帮助医生确定炎症程度、评估疾病进展，并为制订治疗计划提供依据。此外，腰椎穿刺术还可以监测治疗的效果，通过定期收集脑脊液样本，医生可以评估治疗是否有效，是否需要调整治疗方案。

简单来说，如果怀疑脑炎，有必要进行腰椎穿刺术采集脑脊液进行确诊，以便尽早开展合适的治疗，减少延误治疗可能带来的病情加重和复发的风险。

② 腰椎穿刺术后可能有哪些不良反应及处理方法？

腰椎穿刺术是确诊自身免疫性脑炎必要的检查，也是神经科一项常见的有创检查，主要用于采集脑脊液进行检测、给药或其他医疗目的。尽管它通常被认为是安全的，但像所有医疗程序一样，也可能伴有一定的风险和不良反应。

以下是一些可能的不良反应及处理方法。

● 低颅压性头痛：是腰椎穿刺术最常见的不良反应之一。它通常是由于脑脊液泄漏导致脑脊液压力下降所引起的。这种头痛可在穿刺后数小时或数天发生，多表现为搏动性加重，在站立或坐起时加重，可以通过去枕平卧 6 小时、增加液体摄入量和使用镇痛药缓解。如果头痛持续加重或无法缓解，应及时告知医生。

● 腰背部疼痛：腰椎穿刺术后，部分患者可能会出现腰背部疼痛。这种疼痛通常是由于针头刺激或局部组织损伤引起的。通常情况下，这种疼痛会自行缓解。可以通过休息、热敷、疼痛缓解药物来缓解不适。

● 麻醉意外和出血：在腰椎穿刺术过程中，麻醉意外和出血是可能发生的并发症。麻醉意外可能包括过度的麻醉效应或神经损伤等。出血可能在穿刺点周围的血管受损时出现。这些并发症需要及时诊断和处理，通常会由有经验丰富的医生进行处理。

● 术后感染：腰椎穿刺术后，极少数患者可能会发生术后感染。这可以通过规范的无菌操作、消毒和手术伤口的合理护理来预防。如果出现伤口红肿、渗液、发热等感染迹象，应立即就医治疗。

当然，以上风险和不良反应的发生概率极低。因此，建议患者听从医生的建议，并在决定进行腰椎穿刺术之前充分了解相关信息。此外，术后患者应注意遵循医生的建议，如术后3天禁止清洗伤口及揭开敷料等，以促进伤口的愈合和预防感染。如果在腰椎穿刺术后出现不适或并发症，建议及时联系医生进行评估和处理。医生会根据具体情况采取适当的干预措施，以确保患者的安全和康复。

③ 脑脊液中抗体检测有什么作用？

脑脊液中抗体检测在自身免疫性脑炎的诊断和监测中具有重要作用。以下是其主要用途。

● 诊断自身免疫性脑炎：脑脊液中的抗体检测可以帮助确定是否存在与自身免疫性脑炎相关的抗体。不同类型的自身免疫性脑炎与特定的抗体相关，如 NMDAR 抗体、LGI1 抗体、抗 $GABA_BR$ 抗体等。检测这些抗体可以提供确诊自身免疫性脑炎的证据。

● 治疗指导：脑脊液中抗体的检测结果可以为治疗方案的选择和调整提供依据。某些自身免疫性脑炎患者可能对常规免疫治疗（如静脉输注免疫球蛋白或免疫抑制剂）有良好的反应，而另一些患者可能需要特定的免疫治疗策略。抗体检测结果可以帮助医生确定最适合的治疗方法，还可以帮助医生评估治疗效果和调整治疗方案。

● 监测疾病活动和复发风险：脑脊液中抗体的检测可以帮助监测自身免疫性脑炎的疾病活动和复发风险。抗体水平的变化可以反映疾病的进展或缓解，以及预测患者的复发风险。

自身免疫性脑炎具有脑炎相关的特征，经常与病毒性脑炎有相似的临床表现，以至于难以确诊。而自身免疫性脑炎抗体作为特异性的标志物，可以有效帮助临床进行鉴别诊断，达到早期诊断、早期治愈的效果。

④ 神经元自身抗体的检测方法目前包括哪些？

针对神经系统自身免疫性疾病检测时，推荐使用基于细胞底物的实验（cell based assay，CBA）、基于组织底物的实验（tissue based assay，TBA）、酶联免疫吸附测定（enzyme-linked immunosorbent assay，ELISA）等检测方法或多种方法联合检测。那到底什么是 CBA、TBA 和 ELISA 检测呢？另外，从表面上看，CBA 法的敏感性高、特异性好，TBA 法检测价值有限，但事实真是这样吗？

基于最新发布的《中国自身免疫性脑炎诊治专家共识（2022 年版）》，对于抗神经元表面抗原抗体和部分抗神经突触胞内抗原抗体（如 GAD 抗体）检测主要采用间接免疫荧光法（indirect immunofluorescence assay，IIF），包括 CBA、TBA 等，其次是免疫印迹法（western blotting，WB），另外还有 ELISA 法。

● 间接免疫荧光法

原理：利用基质中相应抗原与待测样本中的抗体（第一抗体）进行反应后，用荧光素标记的抗体（第二抗体）结合第一抗体，然后通过荧光现象检查抗原或抗体（图 2-1）。其应用如下。

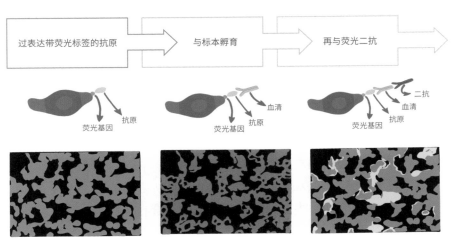

图 2-1　间接免疫荧光法

■ 基于细胞底物的实验：是检测细胞膜表面蛋白最常使用的检测方法，目前国内外大多数诊断实验室检测自身免疫性脑炎的商业试剂盒使用的是 CBA 检测方法。在确认实验中，由于 CBA 法转染表达极大程度上还原了抗原结构，因此其特异性和敏感性均受到认可，应尽量对患者的配对的脑脊液与血清标本进行检测。但 CBA 法仅能进行单一靶标抗原检测，当临床症状不够典型或临床信息不足时，仅选择检测某一类疾病抗体可能会导致其他抗体漏检。适当增加抗体检测，有利于提高阳性率。

■ 基于组织底物的实验：因无法识别自身抗体确切的分子靶标常用于初筛实验，同时也可用于发现新型未知自身免疫性脑炎抗体。由于 TBA 法可提供全抗原谱，通过特异性荧光可检测到未知的神经特异性抗体，适用于所有针对神经元细胞膜及胞内抗原的自身抗体检测。但 TBA 法特异性不够，阳性结果需要结合 CBA 法进行抗原种类确认。当 TBA 法阳性时，需要进行下一步确认实验。经典副肿瘤综合征相关脑炎的抗原主要定位于细胞内，可先用 TBA 法进行初筛，后用蛋白质印迹或 ELISA 法进行确诊实验。新型自身免疫性脑炎抗原主要位于细胞膜表面，可先用 TBA 法进行初筛，后用 CBA 进行确诊实验。

● **免疫印迹法**

原理：根据抗原抗体的特异性结合，半定量检测样品中的某种蛋白的方法。基本原理是通过特异性抗体对凝胶电泳处理过的细胞或生物组织样品进行着色。通过分析条带的位置和条带深度获得特定蛋白质在所分析的细胞或组织中表达的情况。

应用：抗神经细胞胞内抗原抗体（多数为副肿瘤抗体）和部分抗神经突触胞内抗原抗体（如两性蛋白抗体）检测主要采用免疫印迹法。

● **酶联免疫吸附测定法**

原理：ELISA 竞争法，也被称为 ELISA 阻断法，是 ELISA 技术中最复杂的一种。其原理是将已知的抗原或抗体结合在固相载体表面，然后利用酶标记（偶联）的抗体或抗原与之孵育，样本中的抗原或抗体可竞争性地与固相载体结合，再通过显色剂显色，显色结果深浅与待检抗原或抗体的量成反比。

应用：经典副肿瘤综合征相关脑炎的抗原主要定位于细胞内，可用ELISA 法进行确诊实验。

⑤ 为什么部分患者做了腰椎穿刺术仍然无法确诊？

尽管目前已经发现了一些与自身免疫性脑炎相关的抗体，如 NMDAR抗体、LGI1 复合体抗体和 $GABA_BR$ 抗体等，但仍有很多自身免疫性脑炎患者的抗体检测结果为阴性。这可能是因为致病抗体尚未被发现，或者存在其他尚未被完全了解的致病机制。

对于这些无法通过已知抗体检测方法得到阳性结果的患者，诊断和治疗变得更加具有挑战性。早期诊断对于自身免疫性脑炎患者的结局至关重要，因为早期免疫治疗可以改善患者的预后。因此，寻找新的生物标志物对于早期诊断和治疗策略的制定非常重要。针对这些挑战，研究者们正在开展广泛的研究工作，以寻找新的生物标志物和诊断策略。高通量技术，如单细胞转录组学和蛋白质组学，为我们提供了更全面的视角来研究自身免疫性脑炎的病理生理过程。通过对大规模数据的分析和整合，可以发现新的生物标志物和潜在的治疗靶点，进一步推动自身免疫性脑炎的诊断和治疗的进展。

需要强调的是，针对自身免疫性脑炎患者，临床医生的经验和专业判断至关重要。他们会综合考虑患者的临床症状、疾病进展、实验室检查及其他影像学和生物学检查结果，以做出最佳的诊断和治疗决策。在诊断和治疗过程中，与医生进行充分的沟通和讨论非常重要，以确保患者得到最合适的护理和管理。

总之，虽然目前的抗体检测方法在自身免疫性脑炎的诊断中有一定的局限性，但通过更深入的研究和技术创新，我们有望提高自身免疫性脑炎的早期诊断准确性，并为患者提供更有效的治疗策略，以改善其预后，提高其生活质量。

6 **脑脊液或血液自身免疫性脑炎相关抗体滴度升高了怎么办?**

如果自身免疫性脑炎患者脑脊液或血液中的自身免疫性脑炎相关抗体滴度升高了,应及时与医生进行沟通并进行进一步评估。

抗体滴度的升高可能提示疾病活动性的增加或复发的风险增加。医生可能会建议进行其他检查,如神经影像学检查或评估病情严重程度的量表。根据具体情况,医生可能会调整治疗方案,增加或改变使用的药物,以控制炎症反应和预防疾病的进展。

重要的是与专业医生密切合作,共同制订适合个体患者的治疗计划,并遵循医生的建议进行治疗和随访。如果抗体滴度升高,医生将根据患者的具体情况和病情变化来确定最合适的处理方式。及时沟通和定期随访对于监测病情和调整治疗方案非常重要。

7 **自身免疫性脑炎患者为什么要做磁共振成像检查?**

磁共振成像是一种非侵入性的影像学检查技术,它可以生成详细的脑部图像,帮助医生观察脑部组织结构的异常变化。在自身免疫性脑炎的诊断过程中,磁共振成像可以显示出可能存在的病变部位及与自身免疫性脑炎相关的脑部损伤。通过观察磁共振成像序列中的信号异常,医生可以发现病变区域的特征,如炎症、出血、肿瘤等。这些信号异常可以提供对自身免疫性脑炎的初步判断,并帮助医生与其他疾病进行鉴别诊断。

此外,不同的自身免疫性脑炎亚型可能表现出不同的磁共振成像特征。通过观察病变部位及常见序列的信号异常,医生可以获得更多关于自身免疫性脑炎亚型的信息。例如,某些亚型可能在特定区域显示出更明显的脑部病变,或者在磁共振成像序列中呈现特定的信号模式。这些特征有助于医生进一步区分不同的自身免疫性脑炎亚型,从而为患者提供更精准的诊断和个体化的治疗方案。通过观察病变部位及常见序列的信号异常,医生可以初步判断自身免疫性脑炎的存在,并对不同亚型进行鉴别。这为医生提供了宝贵的信息，有助于制定更精确的治疗策略，提高诊断准确性和治疗效果。

● 常规磁共振成像：目前，常规磁共振成像检查是诊断自身免疫性脑炎的重要辅助手段之一。常见检查序列包括 T1 加权像（T1WI）、T2 加权像（T2WI）、T2 加权液体衰减反转恢复（T2-FLAIR）、扩散加权成像（DWI）、增强磁共振成像及磁共振波谱成像（MRS）等。虽然部分自身免疫性脑炎患者常规磁共振成像无异常表现，但并不能排除自身免疫性脑炎的诊断。

■ 病变部位：大多数自身免疫性脑炎患者可表现为单侧或双侧颞叶内侧面（包括海马）受累，其中 40% 的患者有边缘叶皮质和皮质下异常改变。由于引起自身免疫性脑炎的自身抗体种类较多，不同类型抗体相关自身免疫性脑炎的病变分布特点也可不同。抗 NMDA 受体抗体脑炎是目前发病率最高的自身免疫性脑炎，其病灶分布范围较广，缺乏特异性，可见于额叶、顶叶及内侧颞叶的皮质及皮质下区，也可损害扣带回、丘脑、基底节及脑干等部位。抗 LGI1 抗体脑炎早期可累及基底节区，随病变进展，多数患者出现单侧或双侧颞叶内侧面异常。

一些发病率相对较低的自身免疫性脑炎在病灶分布上也有一定特点，如抗 Hu 抗体脑炎，除累及双侧颞叶外，还可累及小脑和脑干等部位；抗 Ma 抗体脑炎更多累及脑干及丘脑；抗 $GABA_A$ 受体抗体相关脑炎常出现多灶性或弥漫性皮质及皮质下受累；抗 D2R 抗体脑炎常累及基底节区，故又被称为基底节脑炎；抗 GAD 抗体相关脑炎可累及小脑。因此，病灶的分布对于鉴别不同类型自身免疫性脑炎可能具有一定的价值。

■ 信号特点：自身免疫性脑炎在平扫 T1WI 上呈稍低信号，T2WI 上呈高信号。T2-FLAIR 序列是检出该疾病较为敏感的序列，病灶表现为高信号。磁共振增强扫描检查中，15% ~ 25% 的自身免疫性脑炎患者可出现强化，如抗 NMDA 受体抗体脑炎常表现为软脑膜强化及病变区的皮质强化。

DWI 对显示细胞毒性水肿较为敏感，因此对显示早期自身免疫性脑炎病变可能更加敏感，表现为扩散受限，呈高信号，但 DWI 在自身免疫性脑炎诊断中的价值尚需进一步研究。

MRS 是一种利用化学位移现象来测定物质分子成分的磁共振检测方法。自身免疫性脑炎的 Cr 峰可正常或稍降低，Cho 峰可正常或稍升高，NAA 峰可不同程度降低。由于自身免疫性脑炎早期神经元细胞坏死不明显，Cho 峰的改变可不显著，但是早期可出现神经元细胞及轴索的损伤，导致 NAA 峰的降低。简单来说，MRS 可反映自身免疫性脑炎发病过程中的脑代谢物改变，但其临床意义尚需深入研究探讨。（注：NAA，N-乙酰天门冬氨酸，神经元活动的标志；Cr，肌酸，脑组织能量代谢的提示物，峰度相对稳定，常作为波谱分析时的参照物；Cho，胆碱，细胞膜合成的标志。）

需要注意的是，部分自身免疫性脑炎患者在常规磁共振成像上可无异常表现，因此磁共振成像表现阴性不能除外自身免疫性脑炎的诊断。另外，部分抗 LGI1 抗体脑炎患者在急性期常规磁共振成像上也可无异常表现，但在随访中几乎所有患者均出现海马萎缩和硬化，说明磁共振成像随访对自身免疫性脑炎的诊断有重要帮助。

常规磁共振成像在自身免疫性脑炎的诊断中虽然有一定的价值，但其表现缺乏特异性，仅能提供初步提示。因此，进行高级的结构及功能磁共振成像检查可以更全面地观察脑部微观结构和功能的改变，有助于深入理解自身免疫性脑炎患者认知损害的神经机制。

● 自身免疫性脑炎的高级磁共振成像检查

■ 结构磁共振成像对自身免疫性脑炎的诊断价值：目前自身免疫性脑炎的高级脑结构磁共振成像研究主要包括基于体素的形态学分析（voxel-based morphometry，VBM）、基于表面的形态学分析（surface-based morphometry，SBM）及扩散张量成像（diffusion tension imaging，DTI）等。Finke 采用 VBM 法对抗 NMDA 受体抗体脑炎患者研究发现，患者双侧海马总体积明显减小，进一步利用 SBM 技术进行海马亚区分割发现，患者双侧海马部分亚区体积明显减小，并且海马亚区体积与患者记忆障碍、疾病严重程度及持续时间等显著相关，说明结构性的海马损伤及相关的记忆缺陷可能是自身免疫性脑炎患者重要的长期后遗症。利用 DTI 研究发现，抗 NMDA 受体抗体脑炎患者双侧海马平均扩散系数均显著升高，说明海马微结构受损。

■ 功能磁共振成像对自身免疫性脑炎的诊断价值：目前，基于功能磁共振成像的静息态功能连接、低频振幅、脑网络及任务态功能磁共振成像正逐渐应用于自身免疫性脑炎的研究。自身免疫性脑炎患者海马 FC 发生异常，可能是其记忆功能受损的一种神经机制。Phillips 等将脑功能网络和结构研究相结合，发现自身免疫性脑炎可导致广泛的脑白质结构损伤和功能网络紊乱，而灰质结构损伤相对不明显。

综上所述，进行高级的结构及功能磁共振成像检查对于自身免疫性脑炎的诊断和病理机制研究具有重要意义。这些先进的成像方法可以发现更多的脑微观结构和功能改变，有助于深入理解自身免疫性脑炎患者的认知损害，并为个体化治疗提供更准确的指导。通过结合常规和高级磁共振成像检查，我们可以获得更全面、综合的自身免疫性脑炎诊断和病理生理信息，为患者提供更有效的医疗护理和干预措施。

⑧ 磁共振成像的不良反应及处理方式有哪些?

磁共振成像是一种无创、全方位、高精度的检测技术，通常用于中枢神经系统、脑部、关节、脊髓等各位置的检查，对于诊断出脑梗死、脑出血、颅内肿瘤等脑部疾病，消化系统、循环系统、呼吸系统疾病来说有着较好的作用。做磁共振成像对身体的危害微乎其微，可忽略不计，但有时也会有以下影响。

● 噪声影响：磁共振成像噪声多会超过 90 dB，在检查时会听到"嗡嗡嗡"的声音，这是检查时的磁场变化所致。虽然在检查前会塞上耳朵棉球或者戴上耳机，有些敏感患者仍旧会感到耳鸣等不适，但不会影响听力，且在检查结束后症状会消失。

● 磁场影响：磁共振成像产生的磁场比较强，可能会对装有心脏起搏器、人工耳蜗等医疗器械的患者产生影响，因此，进行磁共振成像前需要提前告知检查技师。另外，磁共振成像检查是通过施加梯度场进行空间定位，若磁场中患者的皮肤与皮肤接触形成一个环路，在梯度场达到相应强度时，受检者会产生刺痛感，因此在做磁共振检查过程中请不要将双手 / 双脚接触，以免出现不适。

● **心理影响**：因磁共振检查是在相对密闭的空间进行，检查时间较长，可能会对被检查者产生较大的压迫感，从而出现焦躁、恐惧、紧张等心理变化；若患者患有幽闭恐惧症，会加重恐惧感。因此，如若出现这些不适的情况，及时告知检查技师，情况严重者可暂缓此项检查甚至取消检查。

那么，如何降低磁共振成像对我们的影响呢？可采用以下处理方式：

● **放松心态**：很多人因为过度紧张而出现相关问题，因此放松心态很重要，可以提前了解一些磁共振成像的知识，对检查中出现的一系列反应能够正常对待。因检查时间比较长，应提前排尿、排便，若是检查过程中有尿意，可能会加重被检查者的紧张状态。

● **充足休息**：检查前一天，最好保持较好的睡眠，尽量将身体状态调整到最佳状态。在检查前，应避免剧烈运动，若是因时间紧，跑步来到医院，可告知医生，适当延后检查时间，等恢复平静后再接受检查。

● **注意沟通**：注意检查前与医生进行良好的沟通，熟悉检查流程，配合检查过程，不乱动、乱喊乱叫，但若是感到异常难受或者痛苦，也需要及时地告知医生，停止检查。此外，非必要应避免空腹检查。

9 自身免疫性脑炎患者为什么要做脑电图检查？

当涉及自身免疫性脑炎的诊断时，脑电图检查在指导治疗方面发挥着重要作用。对于所有患者，都建议完成脑电图检查。主要目的是发现癫痫活动，以便及早进行相应的治疗。

脑电图是一种记录脑电活动的非侵入性检查方法。通过在患者头皮上放置电极，脑电图可以测量和记录脑部神经元的电活动。在自身免疫性脑炎患者中，癫痫活动是常见的症状之一。通过分析脑电图图像的特征，医生可以确定是否存在癫痫发作，并根据发作类型和频率制订相应的抗癫痫治疗方案。

癫痫发作可能导致进一步的脑部损伤并加重认知损害。因此，及早发现和治疗癫痫活动对于自身免疫性脑炎患者的康复非常重要。通过脑电图检查可以及早识别癫痫活动，从而采取适当的药物治疗或其他干预措施，以减少发作频率、控制症状，并提高患者的生活质量。

此外，即使常规脑磁共振成像结果未显示明显异常，脑电图仍然具有重要价值。在一些自身免疫性脑炎患者中，脑部异常可能表现为微小的局部或多灶性异常，这在磁共振成像中可能无法完全显示出来。然而，脑电图可以捕捉到这些局部异常的电活动，为自身免疫性脑炎的诊断提供支持依据，并避免误诊和治疗延误。

总之，脑电图检查在自身免疫性脑炎的诊断中具有重要作用。它能够发现癫痫活动并指导相应的治疗方案。通过及早发现和治疗癫痫活动，可以减少脑部损伤并改善患者的预后。此外，脑电图还可以提供自身免疫性脑炎诊断的支持依据，尤其在常规磁共振成像结果阴性时，有助于发现局部或多灶性脑异常。因此，脑电图在自身免疫性脑炎患者的综合评估和治疗过程中扮演着重要角色。

自身免疫性脑炎的脑电图表现多种多样。下面是一些常见类型的自身免疫性脑炎及其相应的脑电图改变：

● **抗 NMDA 受体抗体脑炎**：在抗 NMDA 受体抗体脑炎患者中，癫痫发作可能在疾病的任何时候发生。脑电图通常呈现出弥漫或多灶的慢波，偶尔会出现癫痫波。然而，异常的 δ 刷波是该病比较特异性的脑电图改变，尤其在重症成人患者中更为常见。

● **抗 LGI1 抗体脑炎**：在面 - 臂张力障碍型癫痫（faciobra chialdys-touic seizure，FBDS）发作期，脑电图异常的比例仅为 21% ~ 30%。而在 FBDS 发作间期，脑电图可能表现出轻度弥漫性慢波或双侧额颞叶慢波，也有可能完全正常。

● **抗 GABA_B 受体抗体相关脑炎**：在这种类型的脑炎中，脑电图可能显示出起源于颞叶的癫痫放电，并且可能存在弥漫或分散分布的慢波。

● **抗 GAD 抗体相关边缘性脑炎 / 癫痫**：约有 2/3 的患者的脑电图显示出颞区局灶性痫样放电。

另外，对于抗 NMDA 受体抗体脑炎患者或其他类型的免疫性脑炎患者，可能出现长时间的无反应性和非癫痫发作的异常行为，因此在这些情况下，延长脑电图监测可能非常有帮助。

总之，以上是一些常见的自身免疫性脑炎类型及其相关的脑电图改变。脑电图在自身免疫性脑炎的诊断中起着重要作用，可以帮助医生确定癫痫活动的存在及其特征，从而指导相应的治疗方案。然而，需要注意的是，不同患者之间的脑电图表现可能存在差异，因此专业医生的综合评估与判断是确诊和治疗的关键。

10 为什么需要完成全身各处的 CT 或 B 超检查？

CT 检查一般是对全身各个系统的功能和结构进行检查，可以为疾病的诊断提供重要的依据，如常规的平扫、增强、后处理重建等。CT 检查可以基于人体不同组织对 X 线的吸收与透射率的差异，利用高灵敏度的仪器来对人体进行测量，并将测量所得的数据输入电子计算机中，通过计算得到被检查部位的截面或立体的影像，从而可以发现身体中任何一个部位的细微病变。

B 超检查又被称为二维超声、灰阶超声，可提供人体组织和结构的解剖信息。同时 B 超具有实时动态检查的功能，在检查过程中随时间变化。超声在临床上应用非常广泛。在 B 超检查中，可以观察到大部分的人体器官、结构是否有相关的异常，对肿瘤良恶性判断有一定的诊断价值。

为什么有的自身免疫性脑炎患者需要进行全身各处的 CT 或 B 超检查呢？

抗 NMDA 受体抗体脑炎患者常合并畸胎瘤，抗 $GABA_B$ 受体抗体相关脑炎患者常合并肺癌，需要完善盆腔彩超、盆腔 CT、胸部 CT 和（或）全身各处 CT 以筛查潜在的肿瘤。CT 未能确诊的患者需要进一步完善细胞学穿刺及活检以明确病理性质。对于免疫治疗效果不佳的患者，应高度怀疑肿瘤可能性，若常规 CT 未能寻得肿瘤证据，需要进一步完善 PETCT。

总的来说，全身各处的 CT 或 B 超检查在自身免疫性脑炎合并肿瘤的诊断中具有重要作用，可以帮助及早发现和处理潜在的肿瘤。

11 自身免疫性脑炎如何治疗？

自身免疫性脑炎的治疗包括免疫治疗、对癫痫发作和精神症状等的症状治疗、支持治疗和康复治疗。对合并肿瘤者进行肿瘤切除等抗肿瘤治疗（图 2–2 ）。

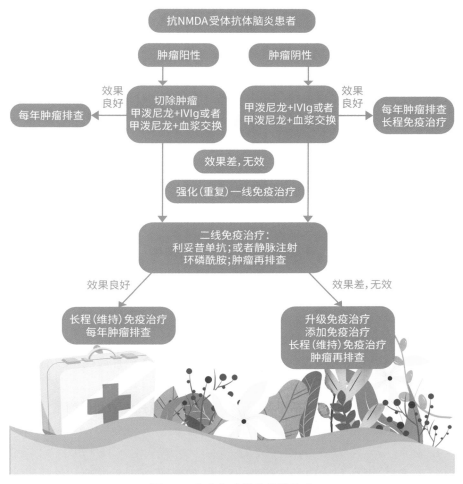

图 2-2　自身免疫性脑炎的治疗

● **免疫治疗**：在自身免疫性脑炎患者中，免疫治疗有几种不同的方法，可以分为一线免疫治疗、二线免疫治疗、长程（维持）免疫治疗、升级免疫治疗和添加免疫治疗。

■ **一线免疫治疗**：是最常用的治疗方法，包括使用糖皮质激素、静脉注射免疫球蛋白和血浆置换。这些方法已经在许多自身免疫性脑炎患者中广泛应用。所有首次发病的自身免疫性脑炎患者都应接受一线免疫治疗。对于疑似自身免疫性脑炎的患者，可以根据共识诊断标准酌情尝试一线免疫治疗。其中，静脉注射糖皮质激素（如甲泼尼龙）是一线免疫治疗的首选方法。通常情况下，糖皮质激素和丙种球蛋白会结合使用。对于重症自身免疫性脑炎患者，可能会采用糖皮质激素冲击治疗和丙种球蛋白联合治疗。对于病情严重或难治性的自身免疫性脑炎患者，可以考虑进行多轮丙种球蛋白治疗作为强化一线免疫治疗的基础。

■ 二线免疫治疗：适用于一线免疫治疗效果不佳的重症患者，包括利妥昔单抗等抗 CD20 单抗和静脉注射环磷酰胺等治疗方法。如果使用了两种或更多一线免疫治疗后，2 周内病情没有显著改善，就应及时开始静脉注射利妥昔单抗治疗。如果无法使用利妥昔单抗或有禁忌证，可以考虑使用静脉注射环磷酰胺等药物。从长期预后的改善角度来看，二线免疫治疗效果优于强化一线免疫治疗。

■ 长程（维持）免疫治疗：包括吗替麦考酚酯、硫唑嘌呤和重复利妥昔单抗等药物。对于在强化一线免疫治疗（如多轮丙种球蛋白）或二线免疫治疗后病情没有明显改善的患者，可以考虑添加长程（维持）免疫治疗。

■ 升级免疫治疗：主要是静脉注射托珠单抗，仅适用于难治性重症自身免疫性脑炎患者。如果使用二线免疫治疗 1 ~ 2 个月后病情没有明显改善，可以考虑升级至静脉注射托珠单抗治疗。

■ 添加免疫治疗：包括甲氨蝶呤鞘内注射、硼替佐米和低剂量白细胞介素 2（IL-2），但这都不作为常规的治疗手段。

● 对症治疗：对于免疫性脑炎的症状（如癫痫、精神症状或运动障碍），医生可以开具相应的药物，如抗癫痫药、抗精神病药或运动控制药物。以下是对不同症状的展开描述及常用药物。

■ 癫痫发作：免疫性脑炎可能引起癫痫发作，这是由于异常的电信号在大脑中传播引起的。为了控制癫痫发作，医生可能会开具抗癫痫药物，这些药物可以减少或控制癫痫发作的频率和严重程度。常用的抗癫痫药物包括左乙拉西坦、丙戊酸钠、苯妥英钠、卡马西平、巴比妥类药物（如苯巴比妥）等。

自身免疫性脑炎的癫痫发作一般对于抗癫痫药物反应较差。可选用广谱抗癫痫药物，如苯二氮䓬类、丙戊酸钠、左乙拉西坦、拉莫三嗪和托吡酯等。卡马西平、拉考沙胺等钠离子通道阻断剂可能对抗 LGI1 抗体脑炎患者更有效。

终止癫痫持续状态的一线抗癫痫药物包括地西泮静脉推注或者咪达唑仑肌内注射，二线药物包括静脉注射丙戊酸钠，三线药物包括丙泊酚与咪达唑仑。丙泊酚可用于终止抗 NMDA 受体抗体脑炎患者难治性癫痫持续状态。

恢复期自身免疫性脑炎患者一般不需要长期维持抗癫痫药物治疗。需要注意的情况包括：奥卡西平可能诱发或者加重低钠血症；抗 LGI1 抗体脑炎患者的特异质不良反应发生率较高，如果使用卡马西平、奥卡西平、拉莫三嗪等药物，需要特别注意不良反应。

■ 精神症状：免疫性脑炎可能导致精神症状，包括幻觉、妄想、焦虑、抑郁等。医生可能会开具抗精神病药物以帮助减轻幻觉、妄想和其他精神症状。典型的抗精神病药物包括氯丙嗪、奥氮平、阿立哌唑等。可以选用药物包括奥氮平、氯硝西泮、丙戊酸钠、氟哌啶醇和喹硫平等。需要注意药物对意识水平的影响和锥体外系不良反应等；免疫治疗起效后应及时减停抗精神病药物。

■ 运动障碍：免疫性脑炎可能导致各种运动障碍，包括肌肉僵硬、震颤、不协调的运动等。医生可能会使用运动控制药物来减轻肌肉痉挛和不自主的运动。例如，对于帕金森病的运动障碍，可能会使用左旋多巴等药物。

■ 肿瘤切除治疗：抗 NMDA 受体抗体脑炎患者一经发现卵巢畸胎瘤应尽快予以切除。对于未发现肿瘤且年龄 ≥ 12 岁的女性抗 NMDA 受体抗体脑炎患者，建议病后 4 年内每 6 ~ 12 个月进行 1 次盆腔超声检查。自身免疫性脑炎患者如果合并恶性肿瘤，应由相关专科进行手术治疗、化疗与放疗等综合抗肿瘤治疗；在抗肿瘤治疗期间一般需要维持对自身免疫性脑炎的免疫治疗，以一线免疫治疗为主。

● 支持治疗：

■ 住院治疗：免疫性脑炎是一种严重的疾病，其症状可能会迅速恶化，对患者的生命造成危险。因此，医生可能建议将患者收入医院，以确保他们得到及时的医疗照顾和监测。住院治疗允许医疗团队密切关注患者的病情，随时做出必要的调整。

■ 监测症状的进展：免疫性脑炎的症状可以多种多样，包括神经系统症状、认知功能障碍、精神症状等。这些症状可能会波动或逐渐加重。在医院环境中，医疗团队可以进行定期的神经系统评估和监测，以了解症状的变化和疾病进展情况。

■ 支持性疗法：免疫性脑炎的治疗通常不仅包括药物治疗，还包括提供支持性治疗方法，以帮助患者在康复过程中更好地应对病情。这些支持性疗法包括以下几种。静脉营养：患者可能因疾病导致食欲下降或吞咽困难而无法摄入足够的营养，通过静脉途径输注营养液，确保患者获得所需的营养，帮助维持体力和促进康复；康复治疗：是帮助患者在康复过程中恢复功能的关键部分。这包括康复物理疗法、职业疗法和言语疗法，以帮助患者重新获得运动能力、认知能力和语言能力。

总之，对于自身免疫性脑炎的治疗，除了应用药物，还应该进行定期随访和免疫系统监测，以确保疾病不会复发或进展。

⑫ 一线免疫治疗的机制包括哪些？

一线免疫治疗是治疗自身免疫性脑炎患者最常用的治疗方法，包括使用糖皮质激素、静脉注射免疫球蛋白（丙种球蛋白）和血浆置换。

● 激素冲击治疗：也称为类固醇治疗。使用类固醇药物，也称为皮质类固醇或激素类药物，来减轻炎症、抑制免疫系统反应和治疗多种疾病和症状（图 2-3）。类固醇药物模仿身体自然产生的激素，对炎症和免疫系统产生抑制作用。对于自身免疫性脑炎，我们通常使用口服或注射的系统性类固醇，如泼尼松、甲泼尼龙、地塞米松、氢化可的松、甲基泼尼松等。类固醇的主要作用包括以下 4 个方面：

■ 抑制炎症反应：自身免疫性脑炎是一种免疫系统异常攻击大脑组织的疾病。类固醇通过减少免疫系统的活性，减轻炎症反应。这有助于降低免疫系统攻击神经组织的程度，减轻病情。

■ 减轻症状：自身免疫性脑炎通常伴随着神经系统症状，如精神症状、抽搐、意识障碍和运动障碍。类固醇的抗炎作用可以迅速减轻这些症状，改善患者的神经状态。

■ 阻止疾病进展：及早使用类固醇可以帮助阻止疾病的进一步发展。这对于避免永久性脑损害和提高治疗成功的机会非常重要。

■ 恢复免疫系统平衡：类固醇有助于恢复免疫系统的平衡，减少免疫系统攻击健康组织的风险。这有助于减少复发的可能性。

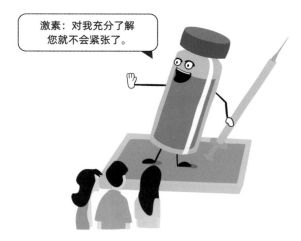

图 2-3　激素冲击治疗

然而，尽管类固醇在治疗自身免疫性脑炎中具有显著的疗效，但它们也伴随着一些潜在的不良反应，包括免疫系统的抑制、全身系统感染风险增加、骨密度减少、高血压、高血糖等。因此，医生通常会根据患者的具体情况权衡病情的严重性和潜在的不良反应风险，以确定类固醇的使用剂量和疗程。在一些情况下，患者可能需要其他免疫调节药物来替代或辅助类固醇治疗。

● 丙种球蛋白静脉冲击疗法：作为一线治疗，免疫球蛋白治疗是通过静脉注射高浓度的抗体来调节免疫系统的一种方法。免疫球蛋白治疗通常包括使用大剂量的免疫球蛋白来治疗自身免疫性脑炎的免疫过程。它通过多种机制调节免疫系统，包括降低异常抗体水平、影响免疫细胞活动和减少炎症反应。这有助于减轻脑部炎症和相关症状（图 2-4）。其作用如下。

■ **免疫抑制**：免疫球蛋白治疗的一个主要作用是通过调整或抑制过度活跃的免疫系统，减轻自身免疫性炎症反应。这有助于减少免疫系统对大脑组织的攻击。

■ **抗体清除**：免疫球蛋白治疗还可以通过清除体内可能与疾病相关的异常免疫球蛋白（抗体），降低它们对神经元的负面影响。

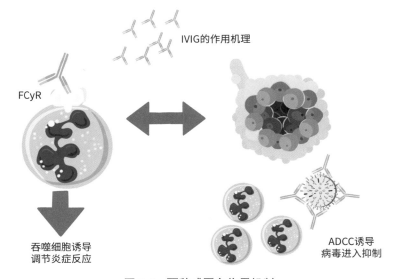

图 2-4　丙种球蛋白作用机制

● **血浆置换**：又称为血浆置换或血浆灌流。通过将患者的血浆（血液中的液体部分，不包括血细胞）分离出来，然后替换成新的液体，以去除体内异常物质、有害物质或过多的抗体，从而减轻疾病症状或控制疾病进展。其基本步骤包括以下几方面。

■ **插入静脉导管**：患者通常需要插入静脉导管，通常在手臂或颈部的大血管中，以便血液的流动和循环。

■ **分离血浆**：患者的血液会通过血浆分离机，将血细胞和血浆分开。血浆是液体部分，其中包含了血浆中的各种物质，如抗体、毒素或异常蛋白质。

■ **替代血浆**：分离出的血浆被替换成新的血浆或血液替代物，通常是洗涤过的人类血浆或人工合成的液体。这样，有害物质和异常物质就被清除或稀释了。

■ 再次循环：处理后的血液（带有新的血浆或替代物）会重新注入患者的体内，以维持血容积和血压。

血浆置换的应用非常广泛，可用于治疗多种疾病和情况，尤其是自身免疫性疾病。通过去除体内的有害或异常物质，血浆置换可以帮助减轻疾病症状，改善患者的健康状况。

13 激素有哪些不良反应？

激素是人体内分泌系统产生的化学物质，对于维持正常生理功能起着重要的调节作用。虽然激素在治疗许多疾病方面非常有益，但长期使用激素可能会导致向心性肥胖、满月脸、紫纹、皮肤变薄、低血钾、水肿、高血压、高血糖、痤疮、多毛、感染、骨质疏松、诱发或加重消化道溃疡等一系列不良反应。以下是一些常见的激素不良反应（图2-5）。

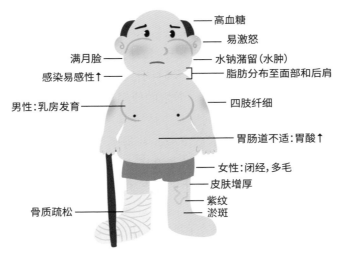

图 2-5　激素的常见不良反应

● **体重增加和肥胖**：激素使用可能导致体重增加和肥胖，比如表现为"满月脸"。"满月脸"指长期使用激素导致面部脂肪积累，使面部看起来圆满而饱满。

● 皮肤问题：激素使用可能导致皮肤变薄和易受伤，增加皮肤出血和瘀伤的风险。此外，激素还可能导致皮肤上出现红色或紫色的纹状痕迹。激素使用还可能导致痤疮的发生或加重，以及体毛增多的现象。

● 电解质紊乱：激素使用可能导致血钾水平下降，从而引发低血钾症状，如肌肉无力和心律不齐。

● 水肿：激素使用可能导致体液潴留，引起水肿，尤其是在手、脚和脸部。

● 高血压：长期使用激素可能导致血压升高，增加心血管疾病的风险。

● 高血糖：激素使用可能导致血糖水平升高，尤其是在患有糖尿病或糖耐量受损的人群中。

● 免疫抑制和感染：激素使用会抑制免疫系统的功能，增加感染的风险。

● 骨质疏松：长期使用激素可能导致骨质疏松，增加骨折的风险。

● 消化道问题：激素使用可能引起或加重消化道溃疡，并增加胃肠道出血的风险。

需要注意的是，不良反应的发生与激素的使用剂量、使用时间及个体的敏感性等因素有关。在使用激素时，应遵循医生的指导，定期检测并报告任何不适或不良反应，以便及时调整治疗方案。

除了上述列举的不良反应外，激素的使用还可能导致其他不良反应，具体取决于使用的激素类型、剂量和个体特点。因此，在使用激素治疗时，必须密切监测患者的病情和不良反应，并与医生保持良好的沟通。医生将根据患者的具体情况权衡治疗效果和不良反应之间的利弊，以制订最合适的治疗方案。此外，遵循医生的指导并定期进行复诊和检查，可以帮助减少不良反应的风险。

总的来说，激素虽然不良反应较多，但遵医嘱服用可以避免绝大部分不良反应对身体造成的损伤，因此应坚决杜绝自行服用激素。

14 口服激素需要服用多少时间?

长期使用激素存在体重增加、胃痛、痤疮、高血压、糖尿病、骨质疏松症、库欣综合征和感染易感性增加等风险，但激素作为急性期一线治疗对于自身免疫性脑炎患者而言是十分重要的。另外，复发常发生于维持期激素减量过程中或停用激素和免疫抑制剂后。目前，国内专家公认的减药方案如下：口服醋酸泼尼松 1 mg/（kg·d），1 ~ 2 周（或者口服甲泼尼龙，按 5 mg 醋酸泼尼松 = 4 mg 甲泼尼龙）；之后每 2 周减 5 mg；口服激素总疗程为 6 个月左右；目前国外专家共识推荐口服激素在数周至数月内逐渐减量。最新临床研究发现，不同口服激素减量持续时间（3 个月以内，3 ~ 6 个月，6 个月以上）对患者的预后、复发风险及日常生活影响不大（图 2-6）。

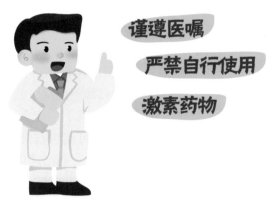

图 2-6 使用激素药物应谨遵医嘱

在其他自身免疫疾病中推荐的口服激素时间不同。例如，在多发性硬化患者中，推荐静脉激素冲击治疗后不需要继续口服激素治疗。在视神经脊髓炎谱系疾病患者中，建议进行 2 ~ 6 个月的低剂量口服泼尼松以预防复发，而慢性炎性脱髓鞘性多发性神经根神经病建议进行逐渐减少口服剂量，持续口服 6 ~ 8 个月。在重症肌无力中，研究显示快速激素减量结合使用硫唑嘌呤可以获得更好的预后。

总之，激素方案需要根据患者的病情、药物治疗反应、耐受性和不良反应来进行调整，因此，激素的减停或加量需要在神经内科专科医师的指导下进行。在减停激素的过程中需要评估脑炎的活动性，注意病情波动与复发，并且监测激素不良反应。

15 为什么服用激素要同时服用氯化钾、硫糖铝、钙片?

如前文"激素的不良反应"所言,服用激素可能导致低血钾、消化道溃疡、骨质疏松不良反应等。服用激素时同步服用氯化钾、硫糖铝、钙片可预防以上不良反应。下面是服用这些药物原因的详细介绍。

● **氯化钾**:某些激素治疗可能会增加尿液中钾的排泄,导致体内钾离子水平下降。低钾血症可能引起疲劳、心律不齐和肌肉无力等问题。为了补充缺少的钾离子,医生可能会建议同时服用氯化钾。

● **硫糖铝**:某些激素治疗(如糖皮质激素)可能会增加胃酸分泌,导致胃溃疡和消化不良。硫糖铝是一种抗酸药物,它可以减少胃酸的分泌,并提供胃黏膜的保护层。这样可以减少胃部不良反应的发生。

● **钙片**:某些激素治疗(如糖皮质激素)可能会干扰钙的吸收或增加钙的排泄,导致血钙水平下降。低血钙可能引起骨质疏松和神经肌肉功能异常。为了维持适当的血钙水平,医生可能会建议同时服用钙片。

总之,同时服用氯化钾、硫糖铝和钙片可以帮助纠正激素治疗可能引起的问题。然而,具体使用哪些药物及剂量的选择应该由医生根据具体情况来确定。应始终遵循医生的建议,并在治疗过程中与医生保持密切沟通,以便及时调整治疗方案或解决任何问题。

16 丙种球蛋白有哪些不良反应?

丙种球蛋白是一种来源于人血浆的血液制品,用于提供被动免疫力,常用于治疗多种疾病,包括免疫缺陷、自身免疫性疾病、急性感染等。尽管丙种球蛋白是一种普遍安全和有效的治疗手段,但与所有药物一样,它也有可能引起不良反应。以下是一些可能的不良反应及其管理方法的详细讨论。

● **一过性不良反应**:部分患者在输注丙种球蛋白时可能出现一过性的不良反应,如头痛、心慌、恶心、呕吐等。这些反应可以通过暂停输注或减慢输注速度来缓解。

　　◎ 过敏反应: 少数患者可能对丙种球蛋白产生过敏反应, 表现为皮疹、荨麻疹、瘙痒、呼吸困难等。严重的过敏反应（如过敏性休克）较为罕见, 但仍可能发生。对于有过敏史的患者, 使用丙种球蛋白时需要特别谨慎。

　　此外, 丙种球蛋白在某些特定情况下需谨慎使用。

　　◎ 对丙种球蛋白成分过敏的患者禁用。

　　◎ 具有严重心血管疾病的患者, 在使用丙种球蛋白时需要谨慎评估风险和益处。

　　◎ 高黏滞性丙种球蛋白在存在严重肾功能损害的患者中使用时需要特别注意, 因为可能导致肾功能进一步恶化。

　　总之, 丙种球蛋白一般来说是相对安全的药物, 但仍需要在医生的监督下使用, 并密切关注患者的不良反应。如果出现任何不适, 应及时告知医生, 以便进行适当的处理, 及时调整治疗方案。

17 丙种球蛋白冲击治疗需要多长时间？

　　根据患者体重, 药物总量 2 g/kg, 分 5 天静脉滴注。对于重症患者, 建议与激素联合使用, 可每 2 ~ 4 周重复应用丙种球蛋白。

　　丙种球蛋白的剂量是按照患者体重计算的, 每次给药总量为 2 g/kg。例如, 如果患者体重为 70 kg, 那么每次给药的总量将为 2 g/kg × 70 kg= 140 g。给药时间为 5 天, 每天通过静脉滴注进行, 这意味着药物会通过静脉注射进入患者的血液循环。静脉滴注需要在医院或医疗机构的监护下进行。

　　对于重症患者, 建议与激素联合使用, 并且可以每 2 ~ 4 周重复应用丙种球蛋白。激素是一类具有抗炎和免疫抑制作用的药物, 可以增强丙种球蛋白的疗效。重复或多轮的丙种球蛋白治疗适用于重症自身免疫性脑炎和复发性自身免疫性脑炎。

　　丙种球蛋白的治疗时间和方案可能会因个体差异和具体疾病而有所不同。因此, 在实际应用中, 医生会根据患者的具体情况和临床判断来确定最适合的治疗方案。如果需要丙种球蛋白治疗, 建议咨询专业医生以获取个性化的治疗建议和指导。

18 什么是二线免疫治疗?

二线免疫治疗是指在一线免疫治疗效果不佳的情况下采取的治疗策略。其中,自身免疫性脑炎常用的二线免疫治疗方法包括利妥昔单抗(或奥法妥木单抗等抗 CD20 单抗)和静脉注射环磷酰胺。一般情况下,如果患者经过一线免疫治疗 2 周后病情没有明显好转,则应考虑启动二线免疫治疗。利妥昔单抗是一种常用的抗 CD20 单抗药物,可以通过静脉注射的方法给药。奥法妥木单抗是一种新型的 CD20 单抗类药物,通过皮下注射的方法给药。如果由于费用等原因无法使用抗 CD20 单抗,也可以考虑使用静脉注射环磷酰胺等其他免疫抑制类药物进行治疗。在改善长期预后方面,研究表明二线免疫治疗相对于重复一线免疫治疗可能会更有效。这意味着在一线免疫治疗效果不佳的情况下,转而进行二线免疫治疗可能会更有益于患者的长期预后。

● 利妥昔单抗:是一种人鼠嵌合型单抗,通过与 B 淋巴细胞表面的 CD20 受体结合,可以激活补体依赖性和抗体依赖性细胞毒性,从而启动 B 细胞溶解机制,清除血液和淋巴中的 B 淋巴细胞,减少自身抗体的产生,最终减轻对血小板的破坏并阻断炎症反应。利妥昔单抗已广泛应用于多种自身免疫性疾病的治疗中,如类风湿关节炎、系统性红斑狼疮等,并取得了较好的疗效。在一项治疗儿童难治性免疫性脑炎的研究中,利妥昔单抗显示出良好的疗效,并有助于恢复神经功能,而且未增加不良反应的风险。

● 奥法妥木单抗:是新型的 CD20 单抗类药物,该药物的具体介绍见后文"自身免疫性脑炎新药有哪些?"

● 环磷酰胺:是常见的免疫抑制药物,临床应用广泛,在肿瘤治疗方面应用较为广泛,对于多发性骨瘤与恶性淋巴瘤的治疗效果较好,对睾丸肿瘤、乳腺癌、肺癌等都可起到较为显著的疗效。这种免疫抑制剂能够治疗多种免疫性疾病,如天疱疮、风湿性关节炎等。同时还能够在器官移植时起到抗排斥作用,一般联合泼尼松等药物共同使用。该药物还能够在移植角膜后作用于蚕蚀性角膜溃疡等。当患者进行环磷酰胺治疗时，可以通过 IgG 与 CD19 水平对其免疫性进行评价。若在治疗期间患者出现复发状况，则需要根据 IgG 与 CD19 水平，适度提升环磷酰胺的用量，进而起到有效诱导，而无须再次使用其他抑制剂。同时，还可以通过检测患者的 CD19 与 IgG 水平，从而适度减少药物用量，避免患者受到严重抑制。环磷酰胺的不良反应包括口腔炎、脱发，有的患者也出现肺炎等。通常不会影响患者血小板水平，一般不会造成患者贫血。虽然环磷酰胺对精子具有一定的杀伤力，但是具有可逆性。如果环磷酰胺的剂量较大，则易引起肾毒性和心肌损伤。可引起出血性膀胱炎，要多饮水，必要时可用美司钠拮抗。环磷酰胺大量给药时应注意膀胱炎，对于有痛风病史、泌尿系统结石史或肾功能损害者应慎用。

需要注意的是，二线免疫治疗通常是在一线免疫治疗失败或无法耐受的情况下考虑的选择，并且它们可能具有更高的风险和更多的不良反应；虽然在临床上已普遍应用并证实有效，由于药品说明书的适应证添加流程等原因，目前均属于超药品说明书用药，需要患者或家属知情同意。在决定采用二线免疫治疗之前，医生通常会综合考虑患者的病情、疾病特点、治疗目标和潜在风险，并与患者进行充分的讨论和共同决策。

19 为什么需要二线免疫治疗?

二线免疫治疗主要用于对一线免疫治疗效果不佳或复发的自身免疫性脑炎患者。除此之外，目前部分国内外研究提示应用二线免疫治疗可降低患者复发率。以下是关于为什么需要二线免疫治疗的详细解释。

● **一线免疫治疗效果不佳**：一线免疫治疗通常是根据临床实践和研究证据确定的首选治疗方案。然而，由于个体差异和疾病的复杂性，一些患者可能对一线免疫治疗方案反应不佳。这可能是因为患者的病情比较严重，或者他们的疾病对一线免疫治疗方案不敏感。在这种情况下，医生可能会考虑采用二线免疫治疗来寻找更有效的治疗方法。

● **降低复发率**：有些患者在接受一线免疫治疗后可能会出现疾病的复发。复发可能是由于疾病的复杂性、免疫系统的异常反应或治疗过程中的其他因素所致。如果患者经历了一线免疫治疗后的复发，医生可能会考虑采用二线免疫治疗来控制疾病的再次发作。根据部分国内外研究的提示，应用二线免疫治疗可能会降低患者的复发率。这意味着通过使用更强效或更有针对性的免疫治疗方法，可以减少疾病的再次发作，提高患者的生活质量和疾病控制效果。

需要指出的是，二线免疫治疗通常是在一线免疫治疗无效或不适用的情况下考虑的选择。在决定采用二线免疫治疗之前，医生会综合考虑患者的病情、治疗目标、可能的风险和益处，并与患者进行充分的讨论和共同决策。个体化的治疗方案是非常重要的，以确保患者能够获得最佳的治疗效果。

20 二线免疫治疗需要应用多长时间？

二线免疫治疗的应用时间取决于患者的病情和治疗反应。以下是关于每种药物二线免疫治疗的通常使用持续时间：

● 利妥昔单抗：通常是每周一次，共给药 3 ~ 4 次，给药剂量为 375 mg/m² 体表面积，通过静脉滴注给予。目前也有研究表明，低剂量的方案可能疗效相似。治疗的持续时间主要取决于外周血 CD20 阳性的 B 细胞水平。通常会给予足够的剂量，直到清除外周血 CD20 阳性 B 细胞为止。因此，具体的剂量及治疗持续时间可能会因患者的个体差异而有所变化。

● 环磷酰胺：使用剂量为 750 mg/m² 体表面积，溶于 100 ml 生理盐水，通过静脉滴注给予。给药间隔通常为 4 周给予 1 次。治疗的持续时间取决于病情缓解的程度。一旦病情缓解，通常会停用环磷酰胺。具体的治疗持续时间可能会因病情和患者的个体差异而有所变化。

需要强调的是，二线免疫治疗的持续时间可能因患者的病情、治疗反应和医生的判断而有所不同。医生会根据患者的具体情况定期评估治疗的效果，并根据需要调整治疗方案和持续时间。此外，治疗期间的监测和随访也是确保治疗效果和患者安全的重要环节。

21 二线免疫治疗有哪些不良反应？

二线免疫治疗可能会引起一系列不良反应，具体的不良反应取决于所使用的药物和患者的个体差异。以下是关于利妥昔单抗和环磷酰胺可能的不良反应：

● 利妥昔单抗：在利妥昔单抗第一次输注时，可能发生输液反应，主要表现为发热和寒战，通常在2小时内出现。其他症状还包括恶心、荨麻疹、皮疹、疲劳、头痛、瘙痒、支气管痉挛与呼吸困难等类似过敏的表现。这些不良反应随着滴注的继续而减轻。发生率大于10%的常见不良反应有：心脏疾病、周围水肿、潮红、高血压、疲劳、发冷、周围感觉神经病、头痛、失眠、疼痛、瘙痒、皮疹、盗汗、低磷酸盐血症、体重增加、恶心、腹泻、腹痛、泌尿道感染、低丙种球蛋白血症、中性粒细胞减少症、淋巴细胞减少症、贫血、白细胞减少症、发热性中性粒细胞减少症、血小板减少症、肝胆疾病、血清丙氨酸氨基转移酶升高、血管性水肿、细菌感染、严重的感染、虚弱、肌肉痉挛、关节痛、肺部疾病、咳嗽、鼻炎、支气管炎、鼻咽炎等。

● 环磷酰胺：其不良药物反应与累积药物剂量有关。其中包括恶心和呕吐、骨髓抑制、胃痛、出血性膀胱炎、腹泻、皮肤或指甲变黑、脱发或头发稀疏、头发颜色和质地的变化及嗜睡等。其他可能的不良反应还包括容易瘀伤、出血、关节疼痛、口腔溃疡、现有伤口愈合缓慢、尿量异常减少、异常疲倦或虚弱。肺损伤是环磷酰胺的罕见不良反应之一。肺损伤可能以两种临床变化形式出现：早期急性肺炎和慢性进行性纤维化。早期急性肺炎是指在治疗开始后的早期阶段出现的肺炎样症状，如咳嗽、呼吸困难和肺部炎症。慢性进行性纤维化则是指肺组织逐渐受损并发展为纤维化，导致气体交换受限和呼吸功能下降。对于接受高剂量治疗的患者来说，心脏毒性是一个主要问题。环磷酰胺的高剂量静脉注射可能引起抗利尿激素分泌不当综合征，这会导致体内出现过多的水分，引起低钠血症。

需要强调的是，不良反应的发生和严重程度因人而异，具体的不良反应风险需要医生进行评估和监测。在使用二线免疫治疗时，医生会权衡潜在的益处和风险，并与患者进行充分的讨论并取得知情同意。

如果患者在接受二线免疫治疗期间出现任何不良反应或不适，应立即告知医生，以便及时采取措施进行处理和管理。医生将根据患者的具体情况和不良反应的严重程度，调整治疗方案或提供相应的支持性治疗措施，以最大限度地降低不良反应对患者的影响。

22 除一线、二线免疫治疗外，还有其他免疫治疗方法吗？

自身免疫性脑炎患者免疫治疗方案除一线、二线免疫治疗之外，还包括长程免疫治疗、升级免疫治疗、添加免疫治疗等。

● 长程（维持）免疫治疗：长程免疫治疗方案包括吗替麦考酚酯、硫唑嘌呤和重复利妥昔单抗等。对于强化一线免疫治疗（如多轮丙种球蛋白）后，或者二线免疫治疗后，病情无明显好转，可考虑加用长程（维持）免疫治疗。一般情况下，长程（维持）免疫治疗的疗程不少于 12 个月。

■ 吗替麦考酚酯

原理：吗替麦考酚酯是麦考酚酸的 2- 乙基酯类衍生物。麦考酚酯通过非竞争性抑制嘌呤合成途径中次黄嘌呤核苷酸脱氢酶的活性，抑制 T、B 淋巴细胞的增殖反应，发挥免疫抑制作用，具有高效、高选择性、非竞争性、可逆性的药理学特质。

参考治疗方案：吗替麦考酚酯的口服剂量通常为 1000 ~ 2000 mg/d。治疗的持续时间一般至少为 1 年。吗替麦考酚酯主要用于复发的患者、一线免疫治疗效果不佳的患者及肿瘤阴性的重症抗 NMDA 受体抗体脑炎患者。具体的治疗持续时间可能会根据患者的病情和治疗反应进行调整。吗替麦考酚酯目前已被广泛应用在系统性自身免疫性疾病，如系统性红斑狼疮、类风湿关节炎等。对视神经脊髓炎谱系疾病和重症肌无力等神经免疫性疾病也有确切的治疗效果。国内外相关研究已证实吗替麦考酚酯具有较好预防自身免疫性脑炎复发的疗效，但目前国内外吗替麦考酚酯在自身免疫性脑炎中的研究局限于回顾性研究，尚缺乏高级别临床 RCT 研究证据支持。

■ 硫唑嘌呤

原理：硫唑嘌呤是一种巯嘌呤的咪唑衍生物，其作用机制是其在体内分解为 6- 巯基嘌呤，后者在细胞内转化成 6- 巯基嘌呤核苷酸，阻碍嘌呤的合成，从而抑制了去氧核糖核酸或核苷酸的生成，具有抑制细胞免疫和体液免疫的作用，属于抗代谢类免疫抑制剂。

参考治疗方案：硫唑嘌呤的口服剂量通常为 100 mg/d。治疗的持续时间一般至少为 1 年，主要用于预防复发。具体的治疗持续时间可能会根据患者的病情和治疗反应进行调整。

● 升级免疫治疗：主要为静脉注射托珠单抗，仅对难治性重症自身免疫性脑炎患者，若使用二线免疫治疗 1 年后病情无明显好转，可考虑升级至静脉注射托珠单抗治疗。

■ 托珠单抗

原理：托珠单抗是第一个人源性 IL-6R 抗体，它是通过对小鼠抗人 IL-6R 抗体进行互补决定区移植而得到的人源化单克隆抗体，其抗原性较低并有较长的半衰期。托珠单抗通过与 IL-6 竞争结合位点而抑制 IL-6 向胞内转导信号，阻断 IL-6 的生物学活性，抑制炎性反应。托珠单抗在自身免疫性疾病中应用广泛。托珠单抗通过竞争性结合 IL-6R，阻断 IL-6 与 IL-6R 结合，减轻 IL-6 所致的炎性反应。托珠单抗无法通过正常的血脑屏障，自身免疫性脑炎患者血脑屏障往往完整性遭到破坏，因而托珠单抗可进入脑内并沉积，在脑内发挥作用。

参考治疗方案：主要用于难治性重症自身免疫性脑炎患者，可能在降低抗体滴度、改善临床症状及影像学表现、改善患者的长期预后等方面发挥作用。根据患者体重按 8 mg/kg 静脉滴注，每 4 周 1 次。对于感染等不良反应风险高的患者，可酌情使用减量方案（2 ~ 6 mg/kg）。

● 添加免疫治疗：包括甲氨蝶呤鞘内注射、硼替佐米和低剂量白细胞介素 -2。这些药物总体来说循证医学证据较少，仅来自个案的报道。对超级难治性重症自身免疫性脑炎患者，若使用二线免疫治疗 1 ~ 2 个月后病情无明显好转，经过严格筛选后，在与家属充分沟通的情况下，可以考虑尝试使用。

■ 甲氨蝶呤

原理：甲氨蝶呤的主要作用机理是竞争性抑制叶酸还原酶。在 DNA 合成和细胞复制的过程中叶酸必须被此酶还原成四氢叶酸。甲氨蝶呤抑制叶酸的还原，并且干扰了组织细胞的复制。甲氨蝶呤是一种细胞周期特异性药物，它主要作用于 DNA 合成期的细胞。

参考治疗方案：采用甲氨蝶呤 10 mg（说明书用法含鞘内注射的产品，用生理盐水稀释成 10 mL）与地塞米松磷酸钠注射液 10 mg（2 mL），每周 1 次，连续 3 ~ 4 周。治疗周期中需要严密监测患者的神经系统症状、体征，注意急性化学性蛛网膜炎、脊髓神经根病、白质脑病等不良反应。

■ 硼替佐米

原理：硼替佐米是一种特异性、可逆性和细胞通透性的二肽硼酸抑制剂，可抑制蛋白酶体的 20 S 亚单位的糜胰蛋白酶活性。浆细胞容易受到蛋白酶体抑制，因为它导致缺陷免疫球蛋白链的积累，导致内质网压力，错误折叠的蛋白反应，以及随后浆细胞的凋亡。长寿命浆细胞是重要的抗体产生细胞，它们对蛋白酶体抑制高度敏感。此外，蛋白酶体抑制剂还通过调节 NF-kB 的激活有效地抑制促炎细胞因子的产生。

参考治疗方案：每个疗程共 21 天，单次剂量按 $1.3 mg/m^2$（体表面积）皮下注射，每周注射 2 次，连续注射 2 周（即在第 1，4，8，11 天注射），后停药 10 天（即从第 12 ~ 21 天）。每次与地塞米松 20 mg 联用。一般使用 1 ~ 6 个疗程。

■ 白细胞介素 -2

原理：注射用重组人白细胞介素 -2 具有天然白细胞介素 -2 的生物活性，白细胞介素 -2 在生产中其优点有很多包括促使淋巴细胞的有丝分裂，增强活化 T 细胞、淋巴因子活化杀伤细胞等。它是调控机体免疫应答的重要淋巴因子之一，具有抗肿瘤、增强机体免疫力、抗病毒等作用。

参考治疗方案：国内尚无使用报道。疗程共 9 周。第 1 周：150 万 U/d 皮下注射，连用 5 天；第 3 周：300 万 U/d 皮下注射，连用 5 天；第 6 周、第 9 周用法与第 3 周相同。

总之，针对复发和重症难治患者，可以考虑使用长程、升级、添加免疫治疗，但是具体治疗方案具有个体差异性，需要与专业医生制订治疗方案并评估治疗效果。

23 长程、升级、添加免疫治疗方法有什么不良反应呢？

● **吗替麦考酚酯**：其相关不良反应主要包括胃肠道反应、感染和造血障碍。

■ **胃肠道反应**：吗替麦考酚酯相关胃肠道不良反应较常见，其临床表现主要为腹胀、腹泻、恶心、呕吐，严重时甚至出现消化道出血。一般较轻，不需要进行特殊处理即可自行消失。必要时可减少剂量，或尝试换用肠溶片，或给予抑酸、保护胃黏膜、止吐等对症治疗。如果出现胃肠道出血、黑便等情况就需要立即就诊。

目前认为，吗替麦考酚酯胃肠道毒性与其水解产物 MPA 的全身暴露和局部暴露有关。此外，吗替麦考酚酯还具有抗菌作用，能够改变肠道正常菌群，促进厌氧菌生长及细菌移位，引起肠道微生态改变，从而引发肠道细胞损伤，导致肠道炎症反应及功能紊乱。

■ **感染**：是吗替麦考酚酯的另一主要不良反应。有研究发现，与其他免疫抑制剂相比，吗替麦考酚酯引起系统性红斑狼疮患者感染的风险更大，且情况更严重。因此，临床用药时应予以警惕。

■ **造血障碍**：吗替麦考酚酯的血液系统不良反应主要表现为白细胞计数减少、贫血、血小板计数减少、低色素贫血，其中以白细胞计数减少最常见。可能是由于活性代谢产物麦考酚酸葡萄糖醛酸排出减少在体内蓄积，与 MPA 呈竞争性地和白蛋白结合，造成血中游离的 MPA 浓度升高所致。

● **硫唑嘌呤**：最主要的不良反应是骨髓抑制，最常见的为胃肠道反应，最严重的是胰腺炎。其他不良反应包括肝肾功能损害、过敏、脱发、感染等不良反应。

■ **骨髓抑制**：如果患者在服用硫唑嘌呤期间出现乏力、发热、畏冷、寒战、咳嗽、咽痛、淋巴结肿大等感染的表现，需要警惕骨髓抑制发生，包括白细胞计数减少、粒细胞缺乏、血小板计数减少、全血细胞减少。其发生可能和剂量相关。当降低每日硫唑嘌呤剂量后，轻度白细胞计数减少通常能够恢复。如果骨髓抑制的情况较严重需要及时停药，立即到医院就诊。

■感染：细菌性感染通常发生在白细胞计数减少的情况下，一部分患者会发生带状疱疹病毒感染。

■胃肠道反应：最常见的胃肠道反应为恶心、呕吐或腹痛、腹胀。轻症患者可予分次给药（每日 2 ～ 3 次）、与餐同服，晚上临睡前吃药以减少胃肠道不良反应。

■胰腺炎：如果患者出现恶心、呕吐、腹痛、腰背痛等症状，需要警惕胰腺炎。其是最严重的不良反应，但发生率较低，约5%的患者会发生。一旦发生胰腺炎，应立即停药并进行治疗。

■肝功能异常：若感觉食欲不佳、厌油或者出现皮肤变黄等，则需要及时就医检查肝功能；如果转氨酶升高 2 倍以上通常需要停药。

■肿瘤风险：大剂量、长期服用硫唑嘌呤可能增加患淋巴瘤、皮肤肿瘤等风险，不过风险较低。

■过敏反应：硫唑嘌呤使用者可表现出发热、寒战、关节痛、肌痛和结节性红斑等过敏反应。

● **托珠单抗**

■输液反应：托珠单抗治疗中严重输液反应罕见。有托珠单抗严重输液反应史禁用托珠单抗。

■感染：与其他生物制剂一样，托珠单抗治疗期间应严密监测细菌感染；建议使用托珠单抗前进行结核病筛查，活动性结核是托珠单抗的禁忌证。

■胃肠道穿孔：有消化道溃疡或憩室炎病史的患者慎用。

■血脂检查异常：血脂水平高于正常值的患者建议给予他汀类药物治疗。

■肝转氨酶升高：治疗期间应常规监测肝功能。

■中性粒细胞减少，偶见血小板计数减少。

对于治疗过程中出现某些剂量相关性实验室参数改变的处理，包括

肝转氨酶升高、中性粒细胞减少等，推荐将托珠单抗 8 mg/kg 剂量降至
4 mg/kg。

● 甲氨蝶呤

甲氨蝶呤不良反应的产生主要与剂量、患者体质、毒性累积及停药
后的延迟效应相关。常见的不良反应为轻度的胃肠道反应、骨髓抑制、
肝损害等。如果每周小剂量服用，很少产生不良反应。

■ 胃肠道反应：部分患者会出现恶心、呕吐、腹泻等胃肠道症状，大
部分患者可以通过维持治疗，调整剂量等加以控制。

■ 血细胞降低：小剂量甲氨蝶呤导致的骨髓抑制少见，但对甲氨蝶呤
敏感的患者或肾功能不全者导致甲氨蝶呤排泄减少时，即使小剂量也会
出现骨髓抑制，即白细胞计数、红细胞计数及血小板计数的降低。

■ 肝损伤：对甲氨蝶呤敏感的患者，小剂量的甲氨蝶呤可引起肝脏酶
谱（包括 AST，ALT）升高，但停药后可以恢复。对于此类患者，可以
同时应用保肝药物进行治疗；对于保肝药物亦不能缓解的肝酶升高可能
需要减药或者停药。酒精会增加甲氨蝶呤诱发肝脏损害的风险，对于既
往有肝炎病史或酗酒的患者，应提高警惕。长期大量服用甲氨蝶呤有出
现肝脏纤维化的风险，但这是非常罕见的情况。

■ 其他皮肤损害：服用甲氨蝶呤还可以出现口腔溃疡、脱发等情况，
但都是可逆的。停用甲氨蝶呤后可以恢复。

● 硼替佐米：常见不良反应包括抑制正常血浆细胞、胃肠道反应、
血小板减少症、感觉异常等。

● 白细胞介素 -2：可以引起发热、呕吐等症状，也可导致水盐代谢
紊乱和肾、肝、心、肺等功能的异常；最常见也最严重的是毛细血管渗
漏综合征（指突发、可逆的毛细血管通透性增高，导致血浆从血管渗透
到组织间隙中引起全身性水肿、血压和中心静脉压降低、血液浓缩，甚
至引起多器官功能衰竭），使患者不得不中止治疗。停药后症状迅速减
轻或者消失（因人而异）。给予适当药物、采取联合用药、改进给药方
式和给药途径等方法可以有效减轻不良反应。

24 复发的自身免疫性脑炎如何治疗？

自身免疫性脑炎是一类可复发的疾病。随着确诊自身免疫性脑炎的患者日益增多，通过长时间的观察随访发现，复发患者也在逐渐增多。如果能及时识别复发并积极干预，则大部分患者预后较好。以抗 NMDA 受体抗体脑炎复发为例，治疗尚无统一的方案，目前的方法主要是急性发作期再次给予免疫抑制剂治疗，积极筛查肿瘤并及时切除，可使大部分的复发患者全部或部分缓解。以下是一些常见的治疗方法：

● **免疫抑制疗法的调整**：复发时，医生通常会重新评估并调整患者的免疫抑制疗法。这可能包括增加免疫抑制剂的剂量或频率，或切换到更强力的免疫抑制剂，以更有效地抑制异常的免疫反应。

● **对症治疗**：根据复发的症状，医生可能会考虑对症治疗，如应用抗抽搐药物来控制抽搐、抗精神病药物来处理精神错乱或情感问题，以及其他药物来缓解特定症状。

● **处理潜在触发因素**：如果与复发有关的感染或肿瘤等触发因素被识别，医生可能会采取相应的措施，如手术切除肿瘤、抗感染药物治疗感染等，以减轻这些因素对免疫系统的刺激。

● **预防性治疗**：一些患者可能需要长期的免疫抑制治疗来预防复发。这通常是在复发风险较高或复发次数较多的情况下考虑的。

● **精神健康和康复支持**：复发的自身免疫性脑炎患者可能需要心理治疗、康复治疗和支持，以应对与疾病和复发相关的情感和认知挑战。这有助于提高生活质量，加快康复进程。

● **长期监测**：针对已经经历复发的患者，长期监测是至关重要的，以及时检测潜在的疾病活动。这包括定期的临床检查、影像学检查和实验室检查。

几乎所有类型的自身免疫性脑炎都有复发的可能，治疗后仍需长期严密随访。早期发现自身免疫性脑炎复发可使患者及时获得适宜的治疗，提高患者的生活质量。各型脑炎的复发率、复发临床特点、复发影响因素等可能不尽相同，但是复发时再次使用免疫抑制剂均可缓解病情，维持长时程免疫治疗均可降低复发率。复发时再次全面筛查肿瘤、复查脑脊液抗体滴度、个性化选择免疫抑制剂种类和使用周期都是必要的。

需要强调的是，治疗复发的自身免疫性脑炎通常需要多学科团队的协作，包括神经科医生、免疫学家、肿瘤学家、精神医生和康复专家。治疗计划应根据患者的具体情况进行个体化，并随着疾病的进展和反应进行调整。患者和医生之间的密切合作是取得最佳治疗效果的关键。因此，自身免疫性脑炎复发需要综合治疗策略，以最大限度地减轻症状、预防进一步复发，并提高患者的生活质量。

25 自身免疫性脑炎潜在新药有哪些？

单克隆抗体是继疫苗、重组蛋白后最重要的一类生物技术产品，是21世纪生物技术和生物医药产业领域的战略制高点。单克隆抗体目前已被确定为恶性肿瘤、移植排斥、自身免疫和传染病及一系列新适应证的靶向治疗方案。随着分子生物学技术的发展，安全性良好的人源化单克隆抗体在神经免疫疾病临床试验中逐渐显示疗效，常见单克隆抗体包括抗CD20、CD19、CD38、IL-6受体单克隆抗体及补体靶向治疗（图2-7），各有不同的作用靶点（图2-8）。这些新药在自身免疫性脑炎的治疗中有一定潜力，但仍需积累进一步的经验和证据。

● **抗CD20类单克隆药物**：CD20分子是一种在B细胞表面表达的非糖基化蛋白，编码11号染色体上的多发性硬化4A1基因。CD20抗原是B淋巴细胞表面特异性标志，参与产生非T细胞依赖性抗体反应，它仅表达于早期和成熟的B淋巴细胞，而干细胞(前B细胞)、许多浆细胞和终末分化的产生抗体的浆细胞均不表达CD20。而抗CD20单克隆抗体，主要通过NK细胞介导的补体依赖性细胞毒作用（complement dependent cytotoxicity，CDC）和抗体依赖性细胞介导的细胞毒作用（antibody-dependent cell-mediated cytotoxicity，ADCC）选择性地清除表达CD20的B细胞，并不影响其再生和抗体生成，进而快速和有效地耗尽循环$CD20^+$ B细胞。根据药物结构、B细胞杀伤的主要作用机理及与细胞表面CD20结合的开/关速率，各种抗CD20单克隆抗体存在明显的差异（图2-9）。

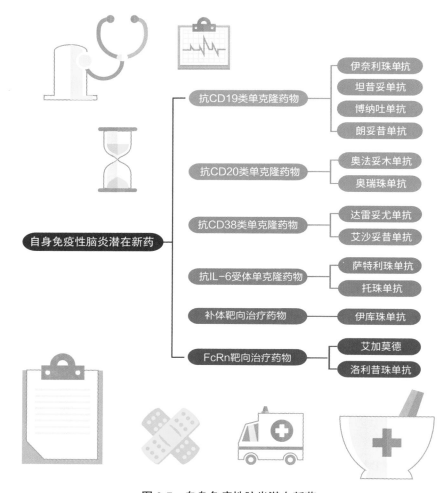

抗CD19类单克隆药物
- 伊奈利珠单抗
- 坦昔妥单抗
- 博纳吐单抗
- 朗妥昔单抗

抗CD20类单克隆药物
- 奥法妥木单抗
- 奥瑞珠单抗

抗CD38类单克隆药物
- 达雷妥尤单抗
- 艾沙妥昔单抗

抗IL-6受体单克隆药物
- 萨特利珠单抗
- 托珠单抗

补体靶向治疗药物
- 伊库珠单抗

FcRn靶向治疗药物
- 艾加莫德
- 洛利昔珠单抗

自身免疫性脑炎潜在新药

图 2-7　自身免疫性脑炎潜在新药

注：图中这些药物，有些已在自身免疫性脑炎方面见证了疗效（如奥法妥木单抗等），大多数药物虽然理论上可能发挥疗效，但还尚未在该领域取得循证医学证据。

■ 奥法妥木单抗：是第一种完全人源化的免疫球蛋白 G1κ McAb，可以与包含 CD20 分子的小和大细胞外环的不同抗原表位结合，产生缓慢的解离速率和高结合亲和力。CD20 分子是在前 B 至成熟 B 淋巴细胞阶段的 B 淋巴细胞上表达的跨膜磷蛋白。CD20 分子也在一小部分活化 T 细胞上表达。奥法妥木单抗与 CD20 的结合主要通过 CDC 和 ADCC 诱导 $CD20^+$ B 细胞裂解。奥法妥木单抗的结合位点如图 2-8 所示，不同于其他抗 CD20 分子的结合位点。作为一种全人源单克隆抗体，奥法妥木单抗诱导抗药抗体（ADA）的可能性较低。在三期临床研究中，ADA 的总体发生率非常低：914 例接受奥法妥木单抗治疗的患者中有 2 例检测到治疗诱导的 ADA，未发现治疗增强或中和 ADA 的患者。阳性 ADA 滴度对任何患者的药代动力学、安全性特征或 B 细胞动力学均无影响。

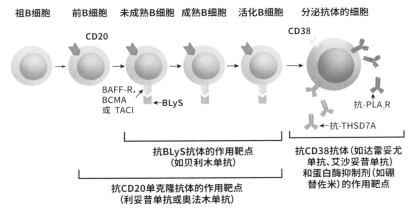

图 2-8　自身免疫性脑炎潜在新药的作用靶点

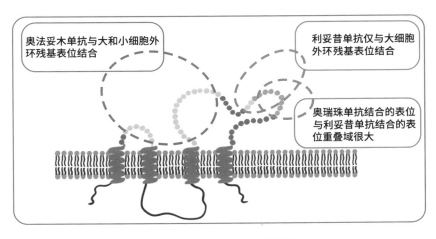

图 2-9　抗 CD20 单克隆抗体

■ 奥瑞珠单抗：是一种人源化靶向 CD20 分子的单抗，以高亲和力结合表达于前 B 细胞、成熟 B 细胞表面的 CD20，通过抗体依赖性细胞介导的吞噬作用，选择性地耗竭表达 CD20 的 B 细胞。与利妥昔单抗相比，奥瑞珠单抗具有较少的补体依赖性细胞毒性和更多的抗体依赖性细胞毒性活性。

● **抗 CD19 类单克隆药物**：CD19 是特异性表达于 B 淋巴细胞的免疫球蛋白超家族成员，分子量为 95 kDa，包含两个 Ig 样 C2 型结构域，是 B 细胞抗原受体（B cell antigen receptor，BCR）信号转导的关键辅助受体。一方面，CD19 与 BCR 的联合能够协同增强钙释放、丝裂原激活蛋白激酶活性和细胞增殖；另一方面，将 CD19 连接到远离 BCR 复合物的位置会抑制 BCR 的信号转导，发挥负向调节作用。因此，CD19 和许多其他信号分子一样，是一把"双刃剑"，它的异常表达与自身免疫性疾病的发生密切相关。目前常见抗 CD19 类单克隆抗体药物主要包括伊奈利珠单抗、坦昔妥单抗、博纳吐单抗、朗妥昔单抗等：

■ 伊奈利珠单抗：是一种对 CD19 具有高度亲和力的人源化单克隆抗体，通过与 CD19 抗原结合，可以迅速将这些细胞从血液循环中清除，从而降低自身抗体的产生，进而达到改善患者症状的目的。

■ 坦昔妥单抗：是一种靶向 CD19 的新型人源化 Fc 增强单克隆抗体，其 Fc 结构域进行了修饰（包含 2 个氨基酸取代 S239D 和 I332E），通过提高对效应细胞上激活型 FcγR Ⅲ a 的亲和力，显著增强 ADCC 和抗体依赖性细胞吞噬，从而改善肿瘤细胞杀伤的关键机制。

■ 博纳吐单抗：最常见的不良反应（≥ 20%）为感染（细菌和病原体未提及）、发热、头痛、输液相关反应、贫血、发热性中性粒细胞减少、血小板计数减少和中性粒细胞减少。

■ 朗妥昔单抗：是由靶向 CD19 的人源化单克隆抗体与细胞毒素——吡咯并苯并二氮杂䓬二聚体偶联而成的抗体 - 药物偶联物，当与 CD19 表达的癌细胞结合时，朗妥昔单抗就被癌细胞内吞吸收，随后释放毒性弹头，杀死癌细胞。

● **抗 CD38 类单克隆药物**：CD38 于 1980 年被科学家 Reinherz 和 Schlossman 发现。CD38 的酶活性表现为催化 NAD^+ 转化为 ADPR、cADPR、NAM 等代谢物，催化反应的产物 ADPR、cADPR 等物质作为细胞中重要的第二信使，可以通过调控细胞钙离子的方式来影响细胞生长、胰岛素释放、T 细胞激活等功能。目前 FDA 获批上市靶点 CD38 生物制剂有两种：

■ 达雷妥尤单抗：是一种新型人类免疫球蛋白 G_1 型抗 CD38 单克隆抗体，该抗体通过重组 CD38 蛋白和 CD38 转染的 NIH3T3 细胞免疫人类 Ig 转基因小鼠，产生对骨髓瘤细胞具有高亲和力的抗体。达雷妥尤单抗具有较强的抗体依赖性细胞介导的细胞毒性作用和补体依赖性细胞毒性作用，抗体依赖性细胞吞噬作用和直接的细胞凋亡作用，并且不受骨髓基质细胞的影响。其单药或联合蛋白酶体抑制剂及免疫调节剂已被证实对复发难治多发性骨髓瘤患者有较好的疗效，今后也可能作为抗 NMDA 受体抗体脑炎二线免疫治疗药物的选择方案。

■ 艾沙妥昔单抗：目前在中国尚未获批。艾沙妥昔单抗是一种人鼠嵌合的单克隆抗体。艾沙妥昔单抗的诱导细胞直接凋亡和调节细胞外酶的作用高于达雷妥尤单抗。

● 抗 IL-6 受体单克隆药物：IL-6 是一种多效细胞因子，主要由 T 细胞、巨噬细胞、成纤维细胞、滑膜细胞、内皮细胞及胶质细胞产生，在炎症介导的神经损伤中发挥重要作用。IL-6 在自身免疫性脑炎中的作用机理尚不明确，研究发现，自身免疫性脑炎患者血清及脑脊液中 IL-6 水平增高。体外细胞试验发现，加入 IL-6 可使内皮细胞的胞内及胞外 IL-6 水平升高，内皮细胞间紧密连接遭到破坏，从而破坏血脑屏障结构及功能的完整性，通过中和抗体阻滞 IL-6R，胞间紧密连接可恢复至正常水平。另一项动物实验发现，用抗 NMDAR 抗体处理大鼠，其海马神经元介导的微小兴奋性突触后电流减少，预先灌注 IL-6 可放大这一效应。IL-6 可加重自身免疫性脑炎的炎症反应。Byun 等指出，IL-17/IL-6 明显活化是抗 NMDA 受体抗体脑炎的特征。简单地说，IL-6 可能通过破坏血脑屏障结构和功能的完整性、刺激抗体的产生、促进 Th17 细胞的分化激活及抑制 Treg 细胞的分化增殖，在自身免疫性脑炎的病理和生理学中发挥重要作用。IL-6R 以可溶性和跨膜性受体两种形式存在，IL-6 与两种受体结合，并与 gp130 结合磷酸化，共同作用触发下游信号转导和基因表达，发挥正常生理功能。大部分细胞表面缺乏跨膜性 IL-6R，而 gp130 几乎存在于所有细胞，血清中存在大量可溶性 IL-6R，因此 IL-6 在体内可发挥广泛作用。

■ 萨特利珠单抗：是一种皮下注射的人源化单克隆抗体，可与膜结合和可溶 IL-6R 结合，并防止 IL-6 结合，这导致参与炎症的 IL-6 信号通路被阻断。萨特利珠单抗是在托珠单抗的基础上设计的，采用了一种新的抗体循环技术，可以延长抗体循环的持续时间。在 Traboulsee 等参与的萨特利珠单抗治疗视神经脊髓炎谱系障碍的 3 期临床试验中，加用萨特利珠单抗的患者复发率更低，而用于视神经脊髓炎的药物也可能对抗 NMDA 受体抗体脑炎有效，目前该药物已在自身免疫性脑炎的治疗方面开展了多中心的临床研究。

■ 托珠单抗：见升级免疫治疗部分。

◎ 补体靶向治疗药物：补体是一种免疫分子，补体激活后引起一系列下游反应导致髓鞘脱失、神经元损伤、星形胶质细胞死亡等病理过程。依库珠单抗是一种人源化单克隆抗体，通过中和 C5，阻断 C5a 和 C5b 切割，抑制促炎因子 C5a 释放及 C5b 参与膜攻击复合物的形成，从而抑制末端补体通路激活。PREVENT 试验促使依库珠单抗最早被 FDA 批准用于治疗成人 AQP4-IgG 阳性视神经脊髓炎谱系疾病。

◎ FcRn 靶向治疗药物：FcRn 是一种位于细胞膜表面的 IgG 抗体受体，其蛋白结构和 MHC- Ⅰ 分子类似，主要在内皮细胞中表达（在其他组织或细胞中也能检测到），其结构包含由 α 链和 β_2 微球蛋白组成的异二聚体。FcRn 可以和 IgG 的 Fc 部分结合，阻止 IgG 分子被溶酶体裂解，可以起到增长 IgG 体内半衰期的作用，参与到 IgG 的体内转运、维持和分布代谢过程中。新生儿 Fc 受体（FcRn）能够介导 IgG 抗体跨胎盘转运及新生儿吸食乳汁后 IgG 在小肠上皮细胞的吸收，因此对于向胎儿及新生儿提供保护性母体抗体至关重要。FcRn 在成人体内的一个重要生理功能是通过介导 IgG 跨血管内皮细胞等转运，维持 IgG 抗体的血清水平。靶向 FcRn 的作用方式与免疫球蛋白和血浆置换相似，具有减轻治疗负担的优点，这使它们既可以用作急性抢救治疗，也可以用作维持治疗。这类药物在重症肌无力（另一种 IgG 抗体介导的疾病）患者的 2/3 期试验中有效。目前在神经免疫领域使用的靶向新生儿 FcRn 的药物主要包括以下两种。

■ 艾加莫德：是荷兰生物技术公司 Argenx 开发的产品，是人源 IgG_1

的 Fc 结构的体外重组蛋白片段。与内源性 IgG 相比，艾加莫德对 FcRn 的亲和力增加，同时保留了特征性的 pH 依赖性。它优于内源性 IgG 结合，从而减少 IgG 再循环并增加 IgG 降解。

■ 洛利昔珠单抗：是一种皮下输注的 mAb，特异性靶向 FcRn，通过抑制 FcRn 与 IgG 的相互作用来阻止 IgG 循环，并导致未结合的 IgG 被消除。

总之，免疫治疗效果不佳者可尝试新的治疗方法。**需要注意的是，**具体的治疗方案会因患者的具体情况和病情而有所不同。治疗方案的制订应由专业医生根据患者的状况进行评估和决定。在选择和使用药物时，医生会综合考虑药物的疗效、安全性、患者的耐受性及家属意愿、经济情况等因素。

26 抗精神症状药需要长期服用吗？

抗精神症状药通常用于控制急性期精神症状，其使用与停止需要根据患者的具体情况和医生的判断。可选用药物包括奥氮平、氯硝西泮、丙戊酸钠、氟哌啶醇和喹硫平等药物。一般情况下，专业医师会在免疫治疗开始起效、精神症状得到有效控制后逐渐减少和停止抗精神症状药的使用。这是因为抗精神症状药可能存在一些不良反应和风险，并且长期使用可能会增加患者的药物负担。因此，在治疗过程中，医生会根据患者的具体情况进行评估，并在合适的时机调整药物的使用和剂量。

然而，需要明确的是，停止抗精神症状药的过程应该在医生的指导下进行，并且切忌自行加减药物。医生会根据患者的病情、治疗反应和复发风险来制订适合的停药计划。在逐渐减少和停止药物的过程中，医生会进行密切的监测和随访，以确保患者的病情稳定和安全。

27 抗精神症状药有哪些不良反应？

● 锥体外系不良反应：是抗精神症状药最常见的不良反应之一，其特征包括肢体震颤、肌张力增高等。这些反应可能会影响患者的运动协调和肌肉控制能力，给日常生活带来不便。某些抗精神症状药，特别是典型抗精神症状药，更容易引发锥体外系不良反应。然而，现代的非典型抗精神症状药的开发使得这些不良反应的发生率有所降低。

● **影响意识水平**：抗精神症状药还可能对患者的意识水平产生影响，包括嗜睡、注意力不集中和认知功能下降、肥胖等。这些影响会对患者的日常生活和工作产生一定的影响。

● **导致肝肾功能不全**：一些抗精神症状药可能对肝肾功能产生不良影响。这主要是因为药物的代谢和排泄涉及肝和肾的功能。因此，在使用这些药物时，医生会对患者的肝肾功能进行定期监测，以确保患者的安全和健康。

需要注意的是，不同的抗精神症状药具有不同的不良反应谱和风险特点。具体的不良反应可能会因药物种类、剂量和个体差异而有所不同。因此，在使用抗精神症状药物时，应该在医生的指导下进行，并及时报告任何不适或不良反应，以便医生进行评估和调整治疗方案。

28 抗痫性发作药需要长期服用吗？

对于有痫性发作的急性期自身免疫性脑炎患者而言，抗痫性发作药一般会与免疫治疗同时使用。免疫治疗的目标是抑制免疫系统的异常活动，减少或阻止对神经系统的损害，而抗痫性发作药则主要用于控制痫性发作的频率和严重程度。

然而，对于恢复期的自身免疫性脑炎患者来说，一般情况下不需要长期维持抗痫性发作药的使用。国内外的专家通常建议，在自身免疫性脑炎患者起病后的1年内逐渐减少和停止抗痫性发作药的使用。具体的停药时间和方案应该根据患者的病情、病史、痫性发作情况、脑电图结果及医生的判断来确定。

需要强调的是，停止抗痫性发作药的过程必须在医生的指导下进行，并且切忌自行加减药物。医生会根据患者的具体情况和病情评估，制订适当的停药计划，并在停药过程中进行密切的监测和随访。因为突然停止抗痫性发作药可能导致症状的复发，给患者的健康造成影响。因此在考虑停药时，务必与您的医生进行充分沟通和讨论，并按照医生的建议和指导进行操作。

总之，抗痫性发作药的使用和停止需要根据患者的具体情况和医生的判断。对于急性期自身免疫性脑炎患者，抗痫性发作药通常会与免疫治疗同时使用。而对于恢复期自身免疫性脑炎患者，一般可以逐渐减少和停止抗痫性发作药的使用。值得注意的是，一些特殊类型的脑炎，抗癫痫药物可能需要使用更长的时间。然而，停药过程必须在医生的指导下进行，并且需要进行密切的监测和随访。

29 抗痫性发作药有哪些不良反应？

抗痫性发作药的不良反应因药物种类和个体差异而异。一些常见的不良反应包括以下几种。

● 皮疹：是抗痫性发作药最常见的不良反应之一。它可以是轻微的红斑或丘疹，也可以是严重的药物过敏反应，如药疹或中毒性表皮坏死松解症。

● 恶心和呕吐：某些抗痫性发作药可能导致恶心和呕吐，这可能影响患者的生活质量。

● 头晕和嗜睡：一些抗痫性发作药可能引起头晕和嗜睡，这可能影响患者的警觉性和注意力。

● 血液检查指标改变：某些抗痫性发作药可能导致血液检查指标的改变，如白细胞计数降低、血小板计数减少或贫血。

● 行为和认知改变：某些抗痫性发作药可能影响患者的行为和认知功能，包括注意力、记忆和思维能力的变化。

● 肝功能损害：一些抗痫性发作药可能导致肝功能损害，表现为肝酶升高或肝功能异常。

这些不良反应的严重程度和出现频率因个体差异而异。在使用抗痫性发作药物时，应密切关注患者的不良反应，并在需要时与医生讨论调整药物剂量或更换其他药物。

30 自身免疫性脑炎合并肿瘤如何处理?

自身免疫性脑炎合并肿瘤的处理需要在发现肿瘤后尽快进行。患者应前往相关的肿瘤专科进行评估。满足相应指征者可进行相应手术切除、化疗与放疗等综合抗肿瘤治疗。具体的治疗方法将根据肿瘤的类型、大小、位置及患者的整体情况来确定。常见的治疗方法如下。

● **手术切除**:对于可切除的肿瘤,手术切除是常见的治疗方式。手术可以完全清除肿瘤组织,并可以进行进一步的病理学检查以确定肿瘤的性质和分级。

● **化疗**:化疗使用抗癌药物来杀死或抑制癌细胞的生长和扩散。化疗可以通过静脉输注、口服药物或局部给药等方式进行。

● **放疗**:放疗使用高能射线来杀死癌细胞或抑制其生长。放疗可以通过外部照射或内部放射源的方式进行。

治疗方案的选择将由肿瘤专科医生根据患者的具体情况进行评估,并根据肿瘤的类型和阶段制订个体化的治疗计划。治疗过程中可能会结合多种方法进行综合治疗,以提高治疗效果。

31 自身免疫性脑炎患者可以服用中药吗?

对于自身免疫性脑炎患者是否可以服用中药,建议在医生的指导下进行决策。中药在一些疾病治疗中可能具有一定的辅助作用,但在自身免疫性脑炎的治疗中,应谨慎选择中药并遵循医生的建议。

由于自身免疫性脑炎是一种复杂的免疫系统相关疾病,治疗通常需要使用免疫抑制剂等西药进行干预。中药的疗效和安全性在自身免疫性脑炎的治疗中尚未得到充分证据支持。此外,中药的成分复杂,药效和药物相互作用的机制尚不完全清楚,因此在使用中药时需要特别注意潜在的药物安全问题。

综上所述,自身免疫性脑炎患者在考虑中药治疗时应咨询专业的医生,并遵循其建议和指导。

第三章

健康预后靠大家
——自身免疫性脑炎日常康养

1 自身免疫性脑炎可以治愈吗？其治愈率如何？

自身免疫性脑炎是一种神经系统疾病，是由免疫系统误认大脑组织为外来入侵物质，然后发动攻击，导致大脑受损。现在，您可能好奇：自身免疫性脑炎是否可以被治愈呢？

总体来讲，大部分自身免疫性脑炎患者在使用合适的药物治疗后，可以在 2 周至 1 个月内有效地控制病情，使症状得到显著缓解。在接受治疗后的 3 至 6 个月，症状通常会在治疗和康复训练的帮助下进一步恢复。80% ~ 90% 的患者在 1 年内可完全恢复至得病前的水平并且恢复原本的工作。然而，即使在接受了充分有效的治疗和康复后，少部分患者也可能会留下一些后遗症。

需要强调的是，虽然自身免疫性脑炎是一种严重的疾病，但在适当的治疗和管理下，很多患者能够获得明显的改善，有些患者甚至可以完全康复。然而，一些情况可能更为复杂，可能需要长期治疗和康复计划。此外，自身免疫性脑炎是一个正在积极研究和不断发展的领域。随着医学的进步，我们对这种疾病的理解不断增加，新的治疗方法也在不断出现。因此，患者和医生之间的密切合作及不断关注最新的医学进展对于提高治愈的机会非常重要。

总之，自身免疫性脑炎虽是一种严重的疾病，但它可以通过早期诊断、合适的治疗和个体化的康复计划来得到控制和管理。治愈率因个体情况而异，但在专业医疗团队的协助下，许多人能够获得显著改善，甚至大多数可以完全康复。因此，如果您或您认识的人患有自身免疫性脑炎，不要失去信心，寻求医疗帮助，与医生合作，并坚定地面对这一挑战。治愈是可能的，而积极的态度和支持是实现成功的重要因素。

② 自身免疫性脑炎的预后如何？

大多数自身免疫性脑炎患者预后良好，部分患者会复发，老年患者通常预后不佳。比起未接受免疫治疗的自身免疫性脑炎患者，接受过免疫治疗的患者疗效更好且复发更少，在疾病早期进行治疗及切除合并肿瘤效果更好。一线免疫治疗效果不好时，二线免疫治疗有助于减少复发及改善预后。有研究认为初始外周血的中性粒细胞与淋巴细胞比率高可作为预测自身免疫性脑炎预后差的独立危险因素，还建议中性粒细胞与淋巴细胞比率＞4.45 可能作为预测自身免疫性脑炎不良预后的阈值，提示炎症的存在可能与不良预后相关。

● 抗 NMDA 受体抗体脑炎预后：作为最常见的自身免疫性脑炎，抗 NMDA 受体抗体脑炎的预后研究较多。入院时格拉斯哥昏迷评分≤8 分和认知障碍、血清抗体阳性和免疫治疗延迟是出院时预后不良的危险因素，但考虑到患者的病情恢复可能需要一定的过程，需要更长时间的预后随访。Deng 等发现抗 NMDA 受体抗体脑炎患者在发病后 15 天内进行免疫治疗，治疗前后的改良 Rankin 量表评分差异≥2 的概率更大，提示尽早的免疫治疗可能有利于预后。根据目前国内外研究，发现抗 NMDA 受体抗体脑炎的预后不良率为 7.3% ~ 35.3%。中国抗 NMDA 受体抗体脑炎患者肿瘤发病率较低。急性期意识下降、记忆力减退、患者年龄大、长时间住院、中枢性低通气、住院期间合并并发症及脑脊液结果异常与不良预后相关。

上述研究提示急性期意识障碍可能是预后不良的影响因素，尽早开始免疫治疗、避免延迟有利于患者预后。但免疫治疗延迟的具体定义目前尚不明确，需要进一步研究。

总体而言，抗 NMDA 受体抗体脑炎的预后取决于多个因素，包括意识水平、认知功能、免疫治疗的及时性、肿瘤相关因素等。早期诊断和治疗、及时进行免疫治疗及积极管理相关并发症是改善预后的重要策略。然而，每名患者的情况是独特的，预后可能因个体差异而有所不同。因此，对于抗 NMDA 受体抗体脑炎患者的治疗和预后评估应该是个体化的，并需要综合考虑多个因素来制订最佳的治疗方案。

● **抗 LGI1 抗体脑炎预后**：受多种因素影响。初始治疗效果不佳和复发的患者通常预后较差。高龄和脑脊液异常也可能与不良预后相关，但对于治疗效果不佳的具体定义仍需要进一步研究。根据目前的国内外研究，抗 LGI1 抗体脑炎的不良预后率为 4.70% ~ 51.20%。大多数抗 LGI1 抗体脑炎的患者是非副肿瘤性的，预后较好且复发率较低。低钠血症和脑脊液中蛋白水平升高与抗 LGI1 抗体脑炎患者预后较差相关，而幻觉的出现通常提示预后良好，尽管具体机制不明确。脑脊液中 LGI1 抗体阳性或复发的患者可能具有更差的预后，早期诊断和积极的免疫治疗可能有助于改善预后。脑白质纤维束破坏和全脑萎缩与抗 LGI1 抗体脑炎的不良临床结果相关，脑脊液中 LGI1 抗体阳性被确定为不良预后的预测因子，提示当大脑呈弥漫性不可逆损伤时预后较差。对于抗 LGI1 抗体脑炎的治疗，皮质类固醇似乎比静脉注射免疫球蛋白更有效，长期结果表明免疫治疗是有益的，但部分患者可能会出现短期记忆缺陷等后遗症，这暗示抗 LGI1 抗体脑炎可能对激素治疗更敏感。然而，每名患者的情况都是独特的，预后可能因个体差异而有所不同。因此，治疗和预后评估应根据个体情况制定，并综合考虑多个因素。

● **抗 GABA$_B$ 受体抗体相关脑炎预后**：与多种因素相关。该病的临床特点包括难治性癫痫、认知障碍和精神症状。对于难治性癫痫的治疗，多种抗癫痫药物非常重要，早期的免疫治疗也是有效的，而没有肿瘤的患者通常有良好的长期预后。然而，具体的预后结果会因个体情况而有所不同。抗 GABA$_B$ 受体抗体相关脑炎患者预后通常不佳，边缘系统受累与不良预后相关。影像学检查可以反映疾病的进展，早期诊断和治疗对预后有益，适当的影像学随访可能是有益的。积极的免疫治疗和肿瘤治疗有助于改善抗 GABA$_B$ 受体抗体相关脑炎患者的神经功能预后，而呼吸衰竭、高龄和免疫治疗后改善缓慢（超过 4 周）可能与不良预后有关。抗 GABA$_B$ 受体抗体相关脑炎的 5 年内死亡率很高，合并肿瘤、高龄、多发并发症和深静脉血栓形成与死亡相关。回顾性研究发现，肿瘤相关的抗 GABA$_B$ 受体抗体相关脑炎的功能预后较差，可能是因为恶性肿瘤本身影响生存率。

● **抗 AMPA 受体抗体脑炎预后**：目前了解相对较少。根据现有的研究，抗 AMPA 受体抗体脑炎通常与边缘脑炎相关，而且可能表现为孤立的海马功能障碍，而不出现炎症性脑脊液或磁共振成像的变化。有研究指出，抗 AMPA 受体抗体脑炎通常与谷氨酸受体 1/2 相关，这种类型的脑炎通常是副肿瘤性的、治疗反应性的，并且有复发的趋势。这表明抗 AMPA 受体抗体脑炎的患者通常预后不佳，尽管副肿瘤性抗 AMPA 受体抗体脑炎患者在短期治疗反应良好，但总体预后不佳。另一项研究发现，抗 AMPA 受体抗体脑炎的预后情况良好，有时与肿瘤共存，免疫治疗的疗效显著，发病年龄、治疗时机和是否合并肿瘤等因素与预后相关。抗 AMPA 受体抗体脑炎合并其他神经抗体可能导致预后不良，因为这可能与恶性肿瘤的存在有关。

● **抗 CASPR2 受体抗体脑炎预后**：临床表现多样，认知障碍是最常见的症状。抗 CASPR2 受体抗体脑炎的复发率较低，免疫治疗反应良好，治疗后短期预后良好。在儿童中，抗 CASPR2 受体抗体脑炎很少见，免疫治疗的效果和预后良好，相关肿瘤非常少见。一些研究发现，与抗 CASPR2 受体抗体相关的疾病对免疫治疗反应良好，预后较好。也有研究发现，相较于抗 LGI1 抗体脑炎，抗 CASPR2 受体抗体脑炎恢复期更容易出现后遗症。潜在的恶性肿瘤可能是预后不良的标志。总之，抗 CASPR2 受体抗体脑炎患者的免疫治疗效果良好，积极的免疫治疗后症状有所改善，但仍有部分患者留有后遗症。

● **其他类型脑炎预后**：因每种类型的脑炎不同而异。抗 DPPX 抗体相关脑炎、抗 GABA$_A$ 受体抗体相关脑炎、抗 D2R 受体抗体脑炎和抗 IgLON5 受体抗体脑炎等类型的研究较少，因为这些类型的脑炎非常少见。因此，对于这些类型的脑炎，目前了解的预后情况有限。抗 DPPX 抗体相关脑炎的个案报道和研究显示，其主要症状包括记忆障碍、精神障碍和癫痫发作。这种脑炎的症状可以通过及时的免疫治疗得到改善。一项研究报道了一位 57 岁的抗 DPPX 抗体相关脑炎患者，主要症状是严重的瘙痒。该患者经过多种免疫抑制剂治疗后症状有所改善，但仍有复发。只有在使用环磷酰胺和利妥昔单抗等针对清除 B 细胞的治疗后，症状明显好转且没有复发。然而，最终该患者发展为 B 细胞非霍奇金淋巴瘤，这表明抗 DPPX 抗体相关脑炎的发病机制可能与 B 细胞相关，并且需要密切随访患者是否出现肿瘤。抗 $GABA_A$ 受体抗体相关脑炎的特点是频繁的癫痫发作和独特的多灶性皮质－皮质下磁共振成像异常。儿童和成人患者的症状和合并症发生率不同，儿童更多与病毒相关，而成人更多与肿瘤相关。大多数患者对治疗有反应，但症状较重。这表明儿童和成人的病因可能存在差异，对于改善患者症状的程度仍需要进一步研究。早期和积极的免疫调节疗法可使儿童 $GABA_A$ 受体抗体相关脑炎的预后良好。还有一份报告提到一例由 $GABA_A$ 受体抗体介导的发热性感染相关癫痫综合征样病症病例。该患者经过镇静药、抗癫痫药和静脉注射类固醇治疗后，癫痫仍然难以控制，但使用氯胺酮和大剂量静脉注射类固醇后，患者的神经功能完全恢复。这表明抗 $GABA_A$ 受体抗体相关脑炎可能对激素治疗更敏感，而不是对静脉免疫球蛋白治疗更敏感。关于抗 D2R 受体抗体脑炎和抗 IgLON5 受体抗体脑炎的报道较少，因为这些类型的脑炎非常少见。一份个案报道描述了一名表现为抽动秽语综合征的抗 D2R 受体抗体脑炎儿童患者，早期的免疫治疗使患儿的症状显著改善。另一份报道提到一名症状起伏的抗 IgLON5 受体抗体脑炎患者，该患者对积极和持续的免疫治疗反应良好。

总体而言，对于这些脑炎类型的预后情况的了解仍然有限，需要进一步研究来确定影响预后的因素。

③ 自身免疫性脑炎的预后影响因素包括哪些？

总体来说，轻中症自身免疫性脑炎患者的恢复程度通常更快、更好。对于重症自身免疫性脑炎患者，短期恢复程度较轻中症自身免疫性脑炎而言更差，需要更长时间的治疗和康复。目前关于自身免疫性脑炎的预后影响因素的研究尚无定论，以下可能是影响自身免疫性脑炎恢复程度的因素。

● **症状严重程度**：病情的严重程度是影响自身免疫性脑炎恢复程度的主要因素之一。患者的脑组织受损程度会影响短期预后。如果免疫系统对脑组织的攻击范围较广，导致大量的神经元死亡和脑组织损伤，患者的康复过程可能较慢，且可能遗留一定的后遗症。相反，如果免疫攻击范围较小，受损脑组织较少，则患者的康复速度和效果可能较好。

● 治疗的时机与方式：治疗方式的选择和及时性对短期预后具有重要影响。采用免疫抑制剂、糖皮质激素等药物治疗可以有效控制病情，减轻炎症反应，保护脑组织。同时，根据病情需要，选择是否使用免疫球蛋白、血浆置换等特殊治疗方法，也对预后产生影响。

● 并发症：自身免疫性脑炎患者可能伴有其他并发症，如感染、焦虑抑郁及其他免疫系统疾病等。这些并发症可能会增加治疗难度，影响患者的康复速度和预后。因此，积极预防和治疗并发症也是改善预后的关键因素之一。

总之，自身免疫性脑炎的恢复程度受到多种因素的影响。为了改善预后，医生需要早期诊断、及时采取有效的治疗措施；同时，患者及其家属也需要积极配合治疗，家属要提供必要的心理支持和生活照顾。特别是重症自身免疫性脑炎因治疗周期长，常需要家属长期的坚持。多方面的综合治疗和护理，有助于提高患者的治愈率和生活质量。

4 自身免疫性脑炎患者是否需要定期进行复查和随访？

自身免疫性脑炎患者需要定期进行复查和随访。定期复查和随访可以帮助医生更好地了解患者的病情变化，及时调整治疗方案，并监测患者的恢复情况。一般来说，病情较轻的患者可以每 3 ~ 6 个月随访一次，而病情较重的患者则可能需要每个月随访一次。随访的内容包括神经系统检查、实验室检查、影像学检查等，以评估患者的恢复情况和病情变化。

此外，在随访过程中，医生还可以根据患者的具体情况提供相应的建议和治疗方案。例如，对于症状尚未完全缓解或者复发的患者，医生可能会建议继续使用免疫抑制剂或其他药物治疗；对于已经缓解的患者，医生可能会建议逐渐减少药物剂量或更换药物种类以避免复发。

因此，定期进行复查和随访对于自身免疫性脑炎患者的治疗和康复非常重要。患者应该积极配合医生的治疗和建议，按时服药、定期复查，以便更好地应对自身免疫性脑炎的挑战。

5 为什么上一次的检查正常仍需要复诊？

由于部分患者可能正在服用抗痫性发作药、抗精神症状药，需要对血常规、血生化等指标进行监测。抗痫性发作药的减停需要以复查脑电图为依据。另外，部分患者可能在自身免疫性脑炎发病数年后发现肿瘤。所以，自身免疫性脑炎患者出院后即使上次检查正常仍需要定期复查彩超或肿瘤标志物以筛查肿瘤。需要进行复查的项目和原因如下：

● **抗痫性发作药监测**：如果患者正在服用抗痫性发作药，复查血药浓度可以评估药物的疗效和剂量调整的需要。

● **脑电图监测**：脑电图是评估患者脑电功能的重要方法，可以帮助医生了解癫痫发作的情况及调整治疗方案。

● **肿瘤筛查**：自身免疫性脑炎患者在疾病发作数年后可能发现合并肿瘤的情况。因此，即使之前的检查结果正常，仍需要定期进行肿瘤的筛查，如胸腹部及盆腔彩超或 CT 检查。

这些复查的目的是确保患者的病情得到有效控制，并及时发现和处理相关的并发症或疾病进展。具体的复查安排应由医生根据患者的情况和治疗需求来决定。

6 自身免疫性脑炎复查需要带哪些资料？

当进行自身免疫性脑炎的复查时，建议患者带以下资料：

● **病历记录**：包括之前的诊断结果、治疗方案和用药情况等。这些信息对医生了解病情的发展和治疗效果非常重要。

● **检查报告**：带上之前进行过的相关检查报告，如脑脊液分析、免疫学检测、神经影像学检查（如磁共振成像或 CT 扫描）等。这些报告可以提供有关炎症水平、抗体滴度、病变情况等方面的信息。

● **实验室检查结果**：包括血液检查、免疫学检查和其他相关检查的结果。这些结果可以提供关于免疫系统功能、炎症标志物和其他生化指标的信息。

　　● 当前用药情况：列出当前正在使用的药物及其剂量。这包括免疫抑制剂、抗炎药物或其他相关药物。这将有助于医生评估现有的治疗方案并确定下一步的措施。

　　此外，还应提供任何其他与疾病相关的重要信息，如症状变化、过去的疾病史、家族病史等。这些资料将有助于医生对病情进行全面评估，并制订进一步的治疗计划。

⑦ 自身免疫性脑炎随访时，医生会开具哪些检查?

　　在自身免疫性脑炎的随访过程中，医生会根据患者的具体情况开具相应的检查项目，以评估病情和治疗效果。这些检查可能包括神经系统检查、认知功能评估、精神状态评估、脑电图检查、头颅磁共振成像检查和血液检查等。通过这些检查，医生可以更好地了解患者的病情，制订相应的治疗方案。以下是一些常见的检查项目：

　　● 认知功能评估：自身免疫性脑炎患者可能会出现记忆力下降的症状，因此医生可能会开具 MMSE，MOCA，ADL 量表进行认知功能评估，包括记忆力、注意力、思维和语言等方面的测试。

　　● 精神状态评估：医生可能会使用心理评估工具，如简明精神病量表或汉密尔顿焦虑抑郁量表等，来评估患者的精神状态和情绪状况。

　　● 脑电图检查：可以监测大脑电活动的变化，包括癫痫样放电和异常波形。这对于诊断自身免疫性脑炎中的癫痫和其他神经系统电生理异常具有重要意义。

　　● 头颅磁共振成像检查：可以提供脑部结构的详细图像，帮助医生诊断自身免疫性脑炎并观察病变情况。磁共振成像可以检测到脑部炎症、水肿、脱髓鞘等病变。

　　● 血液检查：可以检测患者的免疫指标、炎症因子和自身抗体等，以评估自身免疫性脑炎的免疫学异常。这可能包括血常规、红细胞沉降率、C 反应蛋白、抗核抗体谱等项目的检查。

　　● 抗体检查：医生为患者安排腰穿，复查脑脊液及血液抗体滴度。

⑧ 如何预防自身免疫性脑炎复发？

根据现有研究，部分患者会出现自身免疫性脑炎复发，复发的时间通常在初次发病后的数月至数年不等，但也有可能在更短的时间内复发。复发的风险受到多种因素的影响。一些研究表明，以下因素可能增加复发的风险。

● 初始治疗不彻底：如果初始治疗没有完全控制病情，可能会导致复发的风险增加。

● 未坚持服药：如果患者没有坚持服药或者擅自停药，可能会导致病情复发。

● 免疫系统异常：如果患者本身存在免疫系统异常或者免疫缺陷，复发的风险可能会增加。

● 感染：是导致自身免疫性疾病复发的一个常见触发因素。感冒、喉咙痛、发热等轻微感染都可能引发自身免疫性脑炎的复发。

预防措施则包含以下几种：

● 坚持规律用药：是预防自身免疫性脑炎复发的关键。患者应在医生的指导下按时按量用药，避免擅自停药或改变用药剂量。同时，应定期进行随访检查，以便及时调整用药方案。对于高复发风险的患者，可考虑使用长程的免疫抑制剂预防疾病复发，目前临床上常采取的方法包括口服免疫抑制剂如吗替麦考酚酯、定期静脉注射免疫抑制剂如利妥昔单抗、定期皮下注射免疫抑制剂如奥法妥木单抗等。

● 预防感染：感染是导致自身免疫性疾病复发的一个常见因素。患者应注意保暖，避免感冒、喉咙痛、发热等。在季节变化、流感高发期等特殊时期，应特别注意预防感染。

● 密切观察病情变化：患者应密切观察病情变化，及时发现异常情况。如果出现头痛、抽搐、意识障碍等神经系统症状，或发热、咳嗽、喉咙痛等感染症状，应及时就医。此外，定期进行随访检查也是监测病情变化的重要手段。

● **心理调适**：对预防自身免疫性脑炎的复发也有一定的帮助。患者应保持良好的心态，积极面对疾病，避免过度焦虑、抑郁等不良情绪。可以参加心理辅导、瑜伽、冥想等活动来放松身心，缓解压力。

综上所述，自身免疫性脑炎存在复发的风险，但可以通过坚持规律服药、增强免疫力、预防感染、密切观察病情变化、心理调适等措施来预防复发。患者应积极配合治疗，定期进行随访检查，以便及时调整用药方案和监测病情变化。同时，注意保持良好的生活习惯和心态，以降低复发的风险。

9 如果自身免疫性脑炎患者出现复发，医生会做什么？

对于已经复发的患者，医生会根据患者的具体情况制订相应的治疗方案，可能会调整药物剂量、更换药物种类或采取其他治疗措施。同时，患者也需要积极配合医生的治疗和建议，按时服药、定期复查，以便更好地应对自身免疫性脑炎的挑战。

10 自身免疫性脑炎患者是否需要进行长期的康复训练？

对于少部分预后不佳的自身免疫性脑炎患者来说，长期的康复训练是非常重要的。临床经验提示，长期的康复训练可以帮助自身免疫性脑炎患者改善神经功能、减轻症状、提高生活质量。这些康复训练可以包括物理疗法、职业疗法、言语疗法等，以帮助患者逐渐恢复肌肉力量、协调能力和语言能力等方面的功能。此外，长期的康复训练还可以帮助患者调整心态、应对社会心理压力，促进身心健康。一般来说，自身免疫性脑炎患者的康复训练需要在医生的指导下进行。医生会根据患者的具体情况制订相应的康复计划，并根据患者的恢复情况及时调整训练内容和强度。

在康复训练的过程中，患者需要注意以下几点：

● **坚持训练**：康复训练需要长期的坚持和耐心，患者需要按照医生的建议每天进行训练，并逐渐增加训练时间和强度。

● 合理安排训练内容：患者需要根据医生的建议选择适合自己的训练内容，如肢体运动、语言能力、认知能力等。同时，患者需要根据自己的身体状况和恢复情况合理安排训练时间和强度。

● 注意安全：在康复训练的过程中，患者需要注意安全，避免发生意外事故。例如，避免独自外出、注意交通安全、防止跌倒或摔伤等。

● 寻求支持和帮助：患者可以寻求家人、朋友、医生或专业康复人员的支持和帮助。他们可以提供必要的照顾和支持，帮助患者更好地应对康复训练的挑战。

总的来说，长期的康复训练对于自身免疫性脑炎患者的恢复非常重要。患者需要在医生的指导下进行康复训练，并注意坚持训练、合理安排训练内容、注意安全等方面的问题。同时，患者可以寻求支持和帮助，以便更好地应对康复训练的挑战。

11 自身免疫性脑炎可能遗留哪些症状?

部分自身免疫性脑炎患者免疫治疗效果较好，可在出院 3 个月至 1 年内恢复正常工作。但据国内外文献报道及大量临床经验观察，部分患者可能遗留持续癫痫发作、认知障碍、精神障碍、情绪障碍、睡眠障碍等各方面症状，具体表现如下。

● 癫痫发作

■ 肢体抽搐：患者可能会突然出现肢体抽搐，表现为四肢抽动、双眼上翻、口吐白沫等。

■ 意识障碍：患者可能在癫痫发作期间出现意识障碍，表现为突然倒地昏迷、不省人事等。

■ 感觉异常：患者可能在癫痫发作期间出现感觉异常，如肢体麻木、针刺感等。

■ 自主神经症状：患者可能在癫痫发作期间出现自主神经症状，如面色苍白、呼吸急促、心率加快等。

● 认知障碍

■ 记忆力下降：患者可能难以记住事情，包括急性期住院期间的事情，刚刚发生的事情或以前学过的知识。近事记忆减退指的是常将日常所做的事和常用的一些物品遗忘。

■ 注意力不集中：患者可能难以集中精力完成任务或学习，容易分心。

■ 思维迟缓：患者可能思考问题缓慢，反应迟钝，难以做出决策。

■ 语言障碍：患者可能难以表达自己的意思，出现言语不清或失语的情况。

■ 精神障碍：患者可能会感到思维混乱、注意力不集中或者出现幻觉、妄想等。

■ 情绪障碍：患者可能面临较大的心理压力和应激反应，如担心病情复发、影响生活质量等。患者可能会感到沮丧、悲伤或者情绪不稳定。

■ 睡眠障碍：患者可能入睡困难、多梦、易醒、嗜睡、思睡，时常会感到疲倦、精力不足。

■ 其他问题：患者可能会出现饮食习惯改变，少部分患者出现性欲改变。

这部分问题大多可经过对症处理好转或治愈。

⑫ 如何解决自身免疫性脑炎遗留的癫痫发作？

解决自身免疫性脑炎遗留的癫痫发作问题需要采取综合措施，包括药物治疗、生活调理和预防措施等。以下是一些通俗易懂的建议。

● 药物治疗：对于癫痫发作，药物治疗是最常见和有效的方法之一。患者需要在医生的指导下使用抗癫痫药物，并按时按量服用。抗癫痫药物可以减少或控制癫痫发作，但需要一定的时间来观察药物的疗效。同时，需要注意药物的不良反应和相互作用，如有不适应及时向医生咨询。

● 定期随访：与医生保持密切联系，定期进行随访和复查，以便及时调整药物剂量或更换其他抗癫痫药物。

● 生活调理：保持规律的生活习惯，充足的睡眠和良好的饮食习惯对预防癫痫发作非常重要。避免过度疲劳和精神紧张，保持心情平静愉悦。

避免从事危险活动，如游泳、驾驶等。定期进行体检和复查，及时发现并处理可能引起癫痫发作的因素。

● 预防措施：预防癫痫发作的一些措施包括控制血糖、血压和血脂水平，避免过度饮酒和吸烟等不良习惯。保持身体健康，增强免疫力，减少感染和其他疾病的风险。同时，注意避免过度使用处方药物和非处方药物，以免对身体造成不良影响。

● 记录发作情况：记录癫痫发作的时间、症状和持续时间等信息，以便医生更好地了解病情并制订相应的治疗方案。

● 避免独自外出：在病情未得到有效控制之前，尽量避免独自外出，以免发生意外。

● 及时就医：如果癫痫发作频繁、症状严重或持续时间较长，需要及时就医。医生可能会重新评估患者的病情，调整药物剂量或更换其他抗癫痫药物。同时，如果癫痫发作影响到日常生活和工作，医生可能会建议进行其他检查和治疗。

● 心理支持：癫痫发作可能会对患者的心理造成一定的影响，如焦虑、抑郁等。家人和朋友可以给予患者更多的支持和鼓励，帮助其减轻心理压力和负担。同时，患者也可以寻求专业的心理咨询或治疗帮助。

总之，除了上述建议外，患者需要保持信心和耐心，积极配合医生的治疗和建议，逐步控制癫痫发作并恢复身体健康。同时也要注意定期复查和评估治疗效果，及时调整治疗方案。

⑬ 如何解决自身免疫性脑炎遗留的睡眠问题？

部分患者可通过避免饮用咖啡茶饮、规律作息、适当锻炼解决，若不能解决应在专科医生的指导下应用调节睡眠药物以期改善睡眠质量、提高生活质量。以下是一些具体的建议：

● 改善睡眠环境：创造一个安静、舒适、温暖的睡眠环境，保持床铺的整洁和舒适，避免噪声和光线的影响。

● 建立规律的睡眠习惯：尽量保持每天相同的睡眠时间，包括周末和假期。这有助于调整身体的睡眠节律，提高睡眠质量。

◉ **放松身心**：在睡觉前进行深呼吸、冥想、瑜伽等放松身心的活动，有助于缓解紧张和焦虑，促进睡眠。

◉ **减少刺激物**：在睡觉前避免饮用咖啡、茶、可乐等含有咖啡因的饮料，避免看刺激性的电影、电视节目或书籍，以减少刺激物对睡眠的影响。

◉ **调整饮食**：注意饮食健康，避免过度饱腹或饥饿，尽量减少饮酒和吸烟等不良习惯。

◉ **适当运动**：适当的运动可以促进身体疲劳，有助于改善睡眠。但要注意不要在睡前进行剧烈运动，以免影响睡眠。

◉ **心理治疗**：如果睡眠问题与焦虑、抑郁等心理问题有关，可以考虑进行心理治疗，如认知行为疗法、心理疏导等。

◉ **药物治疗**：如果睡眠问题严重影响到日常生活和工作，可以在医生的指导下适当使用药物治疗，如镇静药、安眠药等。

总之，解决自身免疫性脑炎遗留的睡眠问题需要综合措施，包括改善睡眠环境、建立规律的睡眠习惯、放松身心、减少刺激物、调整饮食、适当运动、心理治疗和药物治疗等。

14 如何解决自身免疫性脑炎遗留的情绪问题？

部分自身免疫性脑炎患者可能遗留焦虑、烦躁、胡思乱想、心情低落、淡漠等情绪问题。部分患者可通过避免矛盾冲突、规律作息、保持良好心情、心理咨询得以缓解。部分患者在专科医生的评估下可服用调节神经功能药物以期缓解症状。以下是一些具体的建议：

◉ **寻求专业帮助**：情绪问题可能是心理健康问题，需要专业的心理医生或精神科医生进行评估和治疗。如果情绪问题严重影响到日常生活和工作，应该尽快寻求专业帮助。心理医生或精神科医生会根据患者的具体情况制订相应的治疗方案，包括药物治疗和心理治疗等。

◉ **建立支持系统**：与家人、朋友和社交群体建立良好的关系，可以提供情感上的支持和鼓励，有助于缓解情绪问题。患者可以与家人和朋友分享自己的感受和经历，获得他们的理解和支持。同时，也可以参加一些社交活动，与同龄人交流和分享，减轻孤独感和情绪低落。

● **调整生活方式**：保持健康的饮食、充足的睡眠和适量的运动可以有助于缓解身体和心理的压力，改善情绪。患者可以尝试调整饮食结构，多吃蔬菜水果、少吃油腻辛辣食物等。同时，保持规律的作息时间，尽量保证充足的睡眠时间和质量。此外，适量的运动也有助于缓解压力和改善情绪。

● **放松身心**：进行深呼吸、冥想、瑜伽等放松身心的活动可以缓解紧张和焦虑，促进情绪稳定。患者可以选择一些适合自己的放松方式，如听音乐、做瑜伽、泡温泉等，以放松身心，缓解情绪问题。

● **药物治疗**：如果情绪问题严重影响到日常生活和工作，可以在医生的指导下适当使用药物治疗，如抗抑郁药、抗焦虑药等。药物治疗需要严格按照医生的指示进行用药，不能随意更改剂量和使用方法。

● **心理治疗**：可以帮助患者更好地了解自己的情绪问题，找到根源并采取有效的应对方法。心理治疗的方式有很多种，如认知行为疗法、心理动力学疗法等，患者可以根据自己的情况和医生的建议选择合适的治疗方式。

● **参加康复训练**：康复训练可以帮助患者恢复身体和心理的功能，减轻情绪问题。患者可以根据医生的建议参加一些康复训练项目，如认知康复训练、心理疏导等。

● **保持积极心态**：积极的心态可以帮助患者更好地应对情绪问题，减轻焦虑和抑郁。患者可以尝试保持乐观的态度，积极面对生活中的挑战和困难，寻找解决问题的方法和途径。

⑮ 如何解决自身免疫性脑炎遗留的记忆力减退问题？

解决自身免疫性脑炎遗留的记忆力减退问题需要综合措施，包括健康饮食、规律作息、适度锻炼、管理情绪、多读书多看报、记忆训练、建立记忆习惯和寻求专业帮助等。通过采取这些方法，患者可以逐渐改善记忆力，提高日常生活和工作中的表现。同时也要保持信心和耐心，逐步克服记忆力减退问题。以下是一些具体的建议：

● 设定记忆目标：设定明确的记忆目标，如记住某些电话号码、日期或重要事件等。这有助于提高专注力和记忆力。

● 创造记忆环境：将记忆与特定环境联系起来，如将重要信息写在便笺上并贴在显眼的地方，或者使用特殊的笔记本或电子设备来记录信息。

● 分解任务：将大型任务分解成小而可管理的部分。通过将任务分解为小的步骤，可以更容易地处理和记住信息。

● 使用记忆技巧：学习并使用一些记忆技巧，如关联法（将信息与已知的事物关联起来以更容易记住）或故事法（将信息组成一个容易记忆的故事）。

● 定期复习：定期复习所学到的信息是提高记忆力的重要方法。通过定期回顾和复习所学内容，可以巩固记忆并防止遗忘。

● 保持积极心态：保持积极的心态对提高记忆力很重要。相信自己的能力并鼓励自己尝试新事物可以促进大脑活动并提高记忆力。

16 自身免疫性脑炎患者什么时候可以返回工作岗位和学校？

自身免疫性脑炎患者是否可以返回工作岗位和学校，以及何时可以返回，取决于患者的具体情况和治疗方案。一般来说，如果患者病情较轻，没有出现严重的并发症，且及时接受了治疗，那么在恢复期内可以逐渐返回。如果患者病情较重，出现了癫痫、记忆力障碍等并发症，那么需要更长时间的治疗和康复期，可能需要数月甚至数年的时间才能完全恢复。在这种情况下，患者需要听从医生的建议，根据病情和恢复情况来决定是否可以返回。

据国内外权威文献报道及大量临床经验说明，大部分自身免疫性脑炎患者在出院后 3 个月至 1 年后可返回工作岗位和学校。

17 自身免疫性脑炎患者的生活建议与日常护理的建议有哪些?

自身免疫性脑炎是一种比较严重的疾病,但并不是绝症。通过及时的诊断和治疗,大多数患者可以获得较好的治疗效果。在日常护理中,患者需要注意以下几个方面:

● 饮食调理:是日常护理的重要环节。自身免疫性脑炎患者需要注意保持健康的饮食习惯,以增强身体的免疫力和促进身体的恢复。

■ 保持均衡饮食:患者需要保持均衡的饮食,多吃蔬菜、水果、全谷类、蛋白质等食物。同时,要少吃油腻、辛辣、刺激性食物等不利于健康的食品。

■ 增加营养摄入:患者需要增加营养摄入,特别是蛋白质、维生素、矿物质等营养素。可以多吃鱼、肉、蛋、奶等食品,以补充身体所需的营养。

■ 控制饮食量:患者需要注意控制饮食量,避免暴饮暴食或过度节食。适量控制饮食,有助于保持身体健康和预防肥胖等慢性疾病。

● 运动锻炼:可以帮助自身免疫性脑炎患者增强身体素质和免疫力,促进身体的恢复。

■ 选择适合的运动方式:患者可以选择适合自己的运动方式,如散步、慢跑、瑜伽等。避免剧烈运动或过度疲劳。

■ 适量运动:患者需要适量运动,以避免过度疲劳和损伤。建议每天进行 30 分钟左右的轻度有氧运动,如快走、慢跑等。

■ 持之以恒:患者需要坚持运动,长期坚持才能取得良好的效果。建议每周进行至少 5 次运动,每次运动时间在 30 分钟左右。

● 休息与睡眠:对自身免疫性脑炎患者的身体恢复和免疫力提升非常重要。

■ 保持规律的作息时间:患者需要保持规律的作息时间,每天保证足够的睡眠时间,避免熬夜和过度疲劳。建议每晚保持 7 ~ 8 小时的睡眠时间。

■ 创造良好的睡眠环境：患者需要创造良好的睡眠环境，保持室内安静、舒适、温暖等适宜的睡眠条件。避免使用含刺激性成分的药物或饮料。

■ 适当午休：患者可以适当午休，以缓解身体疲劳和补充能量。建议每天午休时间在 20 ~ 30 分钟。

◉ 心理调适：对自身免疫性脑炎患者的身体恢复和预防复发非常重要。患者需要注意以下几个方面：

■ 保持积极乐观的心态：患者需要保持积极乐观的心态，相信自己能够战胜疾病。避免过度焦虑、抑郁等不良情绪的影响。

■ 寻求心理支持：患者可以寻求心理支持，如与家人、朋友交流、倾诉等。同时，可以参加心理辅导、瑜伽等活动来放松身心，缓解压力。

■ 规律生活：患者需要规律生活，保持健康的生活方式，如保持健康的饮食习惯、适量运动、保持良好的睡眠质量等。这些都有助于缓解压力和焦虑情绪。

◉ 社交与家庭关系：对自身免疫性脑炎患者的身体恢复和心理健康非常重要。患者需要注意以下几个方面：

■ 与家人和朋友保持联系：患者需要与家人和朋友保持联系，避免孤独和隔离感。可以经常与家人和朋友交流、倾诉，参加社交活动等。

■ 避免过度依赖他人：患者需要注意避免过度依赖他人，尽可能独立生活和学习。这样可以增强自信心和自我管理能力。同时，也可以减轻家庭负担和减少社交压力。

■ 与医生保持良好沟通：患者需要与医生保持良好沟通，了解自己的病情和治疗方案。可以向医生询问任何关于自身免疫性脑炎的问题和疑虑，并遵循医生的建议进行治疗和管理。同时也可以在医生建议下参加康复训练和管理方案等康复措施。

◉ 定期随访检查：可以帮助医生及时了解患者的病情变化和治疗效果及时调整治疗方案和预防复发。

18 患者在恢复过程中如何进行自我管理和自我监测?

自身免疫性脑炎是一种复杂的疾病,患者在康复过程中需要进行自我管理和自我监测,以便更好地应对疾病并促进康复。下面是一些建议,可帮助患者进行自我管理和自我监测。

● 自我管理方面

■ 按时服药:患者需要按照医生的建议按时服药,不要随意更改药物剂量或停药。按时服药可以保证药物的有效性和安全性,促进疾病的控制和康复。

■ 健康饮食:患者需要注意饮食健康,避免食用辛辣、油腻食物,饮用含咖啡因的饮料。建议多吃新鲜水果、蔬菜、全谷类食物等,保持营养均衡。

■ 适量运动:患者可以根据自己的身体状况和医生的建议进行适量的运动,如散步、游泳、瑜伽等。适量的运动可以增强肌肉力量和灵活性,提高身体的抵抗力。

■ 保持心理健康:患者需要保持心理健康,积极面对疾病并缓解不良情绪。可以采取一些放松技巧,如深呼吸、冥想、瑜伽等,以缓解紧张和焦虑。

■ 定期检查:患者需要定期进行相关的检查,如神经系统检查、实验室检查、影像学检查等。这些检查可以帮助医生更好地了解患者的病情变化和治疗效果,及时调整治疗方案。

● 自我监测方面

■ 观察症状:患者需要密切观察自己的症状,如头痛、恶心、呕吐、意识障碍等。如果发现症状加重或出现新的症状,需要及时就医并告知医生。

■ 情绪变化:患者需要关注自己的情绪变化,如焦虑、抑郁、情绪不稳定等。如果发现情绪问题加重或持续时间较长,需要及时寻求心理医生的帮助。

■睡眠质量：患者需要关注自己的睡眠质量，如失眠、多梦、睡眠呼吸暂停等。如果发现睡眠问题加重或持续时间较长，需要及时寻求医生的帮助。

■身体状况：患者需要关注自己的身体状况，如疲劳、肌肉无力、协调能力下降等。如果发现身体状况异常或持续时间较长，需要及时就医并告知医生。

在康复过程中，患者可以积极寻求医生、护士、康复师等专业人员的帮助和建议，了解更多关于自身免疫性脑炎的知识和治疗方案。同时，患者也可以参加一些康复活动或组织，与其他患者交流经验和感受，互相鼓励和支持。

总而言之，自身免疫性脑炎患者的康复过程需要综合多方面的因素考虑，包括药物治疗、心理治疗、康复训练等。患者需要在医生的指导下进行综合治疗和康复方案的设计，以便更好地应对疾病并促进康复。同时，患者也需要积极参与治疗和康复过程，做好自我管理和自我监测工作，及时发现和处理问题，提高治疗效果和生活质量（图3-1）。

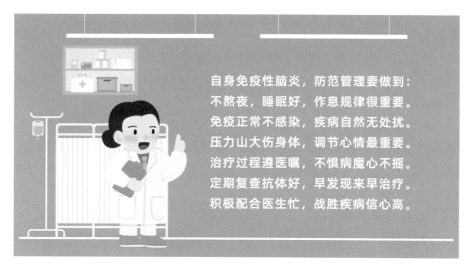

图 3-1　自身免疫性脑炎的防范管理

19　家属如何帮助患者重新融入社会，恢复社交活动和工作能力？

自身免疫性脑炎是一种严重的疾病，患者在治疗和康复过程中可能会出现社交障碍和工作能力下降等问题。家属可以通过以下措施帮助患者重新融入社会，恢复社交活动和工作能力。

● 提供心理支持

■ 理解和尊重：患者家属需要理解和尊重患者的情感和需求，不要将病情看作是负面的，而应积极面对并鼓励患者积极治疗和康复。

■ 建立信任：患者家属需要建立与患者的信任关系，让患者感受到家人的关心和支持，增强患者的自信心和面对疾病的勇气。

■ 鼓励社交：患者家属可以鼓励患者参加一些社交活动，与其他患者或健康人交流经验和感受，互相鼓励和支持。这有助于患者恢复社交能力和自信心。

● 协助康复训练

■ 认知训练：患者家属可以协助患者进行认知训练，如记忆游戏、阅读等，以改善患者的认知功能。

■ 运动训练：患者家属可以协助患者进行运动训练，如散步、游泳、瑜伽等，以增强肌肉力量和灵活性。

■ 社交技能训练：患者家属可以协助患者进行社交技能训练，如沟通技巧、表达方式等，以改善患者的社交能力。

● 提供生活支持

■ 安排日常生活：患者家属可以为患者安排日常生活，如饮食、休息、运动等，让患者的生活规律有序，有利于患者的康复。

■ 帮助患者处理日常事务：患者家属可以协助患者处理日常事务，如购物、清洁等，让患者有更多的时间和精力投入康复训练中。

● 寻求专业帮助

■ 寻求医生建议：患者家属可以积极寻求医生的建议和治疗方案，了解更多关于自身免疫性脑炎的知识和治疗方案。

■ 寻求心理医生帮助：患者家属可以协助患者寻求心理医生的帮助，进行心理评估和心理治疗，帮助患者恢复自信心和面对疾病的勇气。

■ 寻求康复师帮助：患者家属可以协助患者寻求康复师的帮助，进行专业的康复训练和治疗，帮助患者恢复社交能力和工作能力。

家属的支持和参与对于自身免疫性脑炎患者的康复和治疗具有积极作用。家属可以通过提供心理支持、协助康复训练、提供生活支持、寻求专业帮助等方式来帮助患者重新融入社会，恢复社交活动和工作能力。同时，家属也需要关注自己的情绪和健康状况，避免过度压力和焦虑影响患者的康复和治疗。通过综合多方面的因素考虑，为患者提供全面的支持和帮助，让患者感受到社会的温暖和力量。

20 自身免疫性脑炎患者需要什么样的家庭护理？

自身免疫性脑炎是一种严重的神经系统疾病，患者在家庭护理中需要得到全面的关注和照顾。以下是为自身免疫性脑炎患者提供的家庭护理指导，以帮助患者及其家人更好地管理病情并促进康复。

● 药物治疗和监督

■ 监督患者按时服药：自身免疫性脑炎的治疗药物通常包括免疫抑制剂、抗癫痫药和激素等，这些药物需要按时服用才能发挥最佳效果。家属应该协助患者制定服药时间表，并确保每天按时按量服药。

■ 注意观察药物不良反应：药物治疗可能会带来一些不良反应，如感染、骨质疏松、血糖血脂异常等。家属应密切观察患者是否有相关不良反应的表现，如发现异常应及时就医。

● 生活环境和日常生活的照顾

■ 提供舒适的生活环境：家中应保持清洁卫生，空气流通，室温适宜，尽量减少噪声和刺激，为患者提供一个安静、舒适、有利于休息和康复的环境。

■ 协助日常生活：由于少部分自身免疫性脑炎可能影响患者的肌肉力量、协调能力和感觉功能，患者可能需要帮助进行日常生活活动，如洗澡、穿衣、进食等。家属应耐心协助患者完成这些活动，并鼓励患者尽量自理。

● 心理支持和关注

■ 给予心理支持：家属应给予患者充分的心理支持，鼓励他们保持乐观态度，积极配合治疗和康复。

■ 关注患者的情绪变化：自身免疫性脑炎可能导致一些认知和行为方面的改变，如记忆力减退、情绪波动等。家属应密切关注患者的情绪变化，并采取措施帮助患者缓解不良情绪。

● 康复训练和身体锻炼

■ 协助康复训练：根据患者的具体情况，医生可能会建议进行一些康复训练，如物理治疗、职业治疗等。家属应协助患者完成这些康复训练，并鼓励他们积极参与。

■ 进行身体锻炼：适当的身体锻炼有助于提高患者的身体素质和免疫力，促进康复。家属可以协助患者进行一些简单的身体锻炼，如散步、太极拳等，但要注意不要过度劳累。

● 营养管理和饮食调理

■ 提供均衡的饮食：良好的营养是促进康复的重要因素之一。家属应为患者提供营养均衡的饮食，包括富含蛋白质、维生素、矿物质等食物，以满足患者的营养需求。

■ 注意饮食卫生：由于自身免疫性脑炎患者的免疫系统可能受到影响，容易感染病菌，因此家属在准备食物时要注意卫生，避免食物中毒等问题的发生。

■ 根据医生的建议调整饮食：如果患者需要特殊饮食或禁食某些食物，家属应根据医生的建议进行调整，以保证患者的营养需求得到满足。

● 定期随访和病情监测

■ 定期随访：患者应定期到医院进行随访，以便医生及时了解病情的变化和治疗效果，调整治疗方案。家属应协助患者做好随访工作，并将患者的病情及时告知医生。

■ 病情监测：家属应密切关注患者的病情变化，如出现发热、头痛、恶心等不适症状时应及时就医。同时还要注意观察患者的精神状态、睡眠情况等，以便及时发现异常并采取相应措施。

总之，对于自身免疫性脑炎患者的家庭护理来说，需要从多个方面入手综合照顾患者的身体和心理状况促进康复过程，同时还要注意营养管理和定期随访等环节以保障患者的健康状况。家属要关注患者的需求并给予全方位的支持与关爱，同时自身也要注意保持身体健康和心理健康，这样才能更好地为患者提供家庭护理服务，促进其尽快康复。

第四章

深入了解自身免疫性脑炎其他问题

① 自身免疫性脑炎患者的家属需要了解哪些知识？

自身免疫性脑炎患者的家属需要了解以下知识，以更好地照顾患者并协助他们应对疾病带来的挑战。

● 疾病基础知识：自身免疫性脑炎是一种由自身免疫系统异常反应引起的脑部炎症性疾病。它通常会影响到大脑的功能，导致神经系统的损害。自身免疫性脑炎的症状因个体差异而异，但常见的症状包括癫痫，精神状态改变、行为异常等。自身免疫性脑炎的诊断通常需要进行一系列的检查，包括血液检查、脑部影像学检查、神经电生理检查等，以确认病情并评估严重程度。自身免疫性脑炎的治疗方法包括药物治疗、免疫治疗、康复训练等，治疗方案应根据患者的具体情况制订。自身免疫性脑炎的预后因个体差异而异，但及时的诊断和治疗通常有助于改善预后。

● 照顾患者的技巧
■ 家庭环境：为患者提供一个安静、舒适、卫生的生活环境，保持空气流通和适宜的温度。
■ 饮食护理：根据患者的饮食偏好和医生的建议，提供营养均衡的饮食，确保患者的营养需求得到满足。同时注意饮食卫生，避免食物中毒等问题。
■ 协助日常生活：由于自身免疫性脑炎可能影响患者的肌肉力量、协调能力和感觉功能，家属应协助患者完成日常生活活动，如洗澡、穿衣、进食等。

■ 心理支持：自身免疫性脑炎是一种慢性疾病，可能会影响患者的情绪和心理状态。家属应给予患者充分的心理支持，鼓励他们保持乐观态度，积极配合治疗和康复。

■ 定期随访：根据医生的建议，定期陪同患者到医院进行随访，以便及时了解病情的变化和治疗效果，调整治疗方案。

● 病情监测和紧急情况处理

■ 病情监测：密切关注患者的病情变化，观察患者的精神状态、睡眠情况等，以便及时发现异常并采取相应措施。

■ 紧急情况处理：如患者出现紧急情况，如突发的意识障碍、抽搐等，应立即就医或拨打急救电话。在紧急情况下要保持冷静，不要惊慌失措。

● 寻找资源和支持

■ 寻找医疗资源：寻找经验丰富的神经科医生，以便为患者提供更好的诊断和治疗。同时可以咨询专业医疗机构的意见，了解最新的治疗方法和研究进展。

■ 寻找社会资源：自身免疫性脑炎患者可能需要一些社会资源的支持，如残障人士协会、康复中心等。这些资源可以帮助患者获得更好的康复和生活质量。

■ 寻求病友和家属的支持：与其他自身免疫性脑炎患者及其家属交流经验，可以获得更多的理解和支持。参加相关的病友团体或在线论坛，可以分享经验和互相鼓励。

总之，作为自身免疫性脑炎患者的家属，需要了解疾病基础知识、照顾患者的技巧、病情监测和紧急情况处理及寻找资源和支持等方面的知识。这些知识将有助于更好地照顾患者并协助他们应对疾病带来的挑战。同时也要保持积极乐观的态度，给予患者心理上的支持和关爱，帮助他们树立信心并积极配合治疗和康复。

② 自身免疫性脑炎患者可以抽烟喝酒吗?

对于自身免疫性脑炎患者来说,抽烟和饮酒是不推荐的行为。抽烟和饮酒都会对免疫系统和整体健康产生负面影响。在自身免疫性脑炎的治疗和康复过程中,保持健康的生活方式和避免不良习惯至关重要。

吸烟被证实与许多健康问题相关,包括心血管疾病、癌症和免疫系统功能受损等。对于自身免疫性脑炎患者来说,吸烟可能会增加炎症反应,使疾病症状加重,并干扰免疫系统的正常功能。因此,强烈建议自身免疫性脑炎患者戒烟。饮酒对健康也有负面影响,特别是过量饮酒。过量饮酒可能导致免疫系统受损,增加感染的风险,并可能干扰药物的疗效。此外,一些药物在治疗自身免疫性脑炎的过程中,特别是抗精神症状类药物与酒精产生相互作用,导致不良反应。因此,最好限制或避免饮酒。

③ 自身免疫性脑炎患者有饮食禁忌吗?

自身免疫性脑炎患者需要注意饮食,避免食用一些可能会加重病情的食物。以下是一些通俗易懂的饮食禁忌建议:

● **避免食用过敏食物**:如果患者对某些食物过敏,如海鲜、牛奶、鸡蛋等应该避免食用。

● **减少高脂肪食物的摄入**:高脂肪食物可能会导致身体脂肪堆积,影响身体免疫系统的正常运转。因此,自身免疫性脑炎患者应该减少高脂肪食物的摄入,如油炸食品、快餐食品等。

● **避免食用高糖食物**:高糖食物可能会导致身体血糖升高,影响身体免疫系统的正常运转。因此,自身免疫性脑炎患者应该避免食用高糖食物,如糖果、甜饮料等。

● **避免食用高盐食物**:高盐食物可能会导致身体水钠潴留,加重身体负担,影响身体免疫系统的正常运转。因此,自身免疫性脑炎患者应该避免食用高盐食物,如腌制品、咸鱼等。

● **注意饮食卫生**:保持良好的饮食卫生习惯,避免食用不洁食品或过期食品，以免引发感染或其他健康问题。

● **根据病情调整饮食**：如果患者出现胃肠道不适、吞咽困难等问题，应该根据病情调整饮食，选择易于消化、营养丰富的食物。

总之，自身免疫性脑炎患者在饮食方面需要注意避免食用过敏食物、高脂肪和高糖食物、高盐食物等，保持良好的饮食卫生习惯，并根据病情调整饮食。同时，患者应该保持良好的生活习惯和心态，积极配合医生的治疗和建议，以促进身体的康复。

不伴其他合并症的自身免疫性脑炎患者一般无特殊饮食禁忌，注意清淡规律饮食、避免烟酒即可。若遗留痫性发作，应避免饮用咖啡、浓茶等降低痫性发作阈值的饮品。若自身免疫性脑炎急性期合并低蛋白血症，应加强营养予以高蛋白饮食，必要时酌情输注白蛋白。

④ 自身免疫性脑炎患者可以正常生育吗？

自身免疫性脑炎是一种由自身免疫系统异常引发的脑部炎症性疾病。虽然这种疾病具有一定的遗传倾向，但并不意味着患者不能正常生育。在大多数情况下，自身免疫性脑炎患者可以像正常人一样生育后代。

首先，需要了解自身免疫性脑炎的主要治疗药物是否会影响生育。常用的治疗药物包括免疫抑制剂和激素等，这些药物可能会对患者的生育功能产生一定的影响。但是，这些药物对生育功能的影响通常是暂时性的，停药后可以逐渐恢复正常的生育功能。因此，患者在生育前应该与医生进行沟通，了解所用药物对生育的影响，并在医生的指导下进行生育计划。

其次，需要考虑的是自身免疫性脑炎患者的病情是否会对胎儿造成影响。虽然自身免疫性脑炎不是遗传性疾病，但一些基因的变异可能会增加患病的风险。同时，女性患者在怀孕期间，需要密切关注自己的身体状况和胎儿的发育情况，定期进行产前检查和胎儿监测。有研究表明，怀孕可以增加部分自身免疫性疾病的复发，但目前缺乏有关怀孕是否诱导自身免疫性脑炎复发的研究。

最后，需要考虑的是患者在生育后的哺乳问题。需要注意癫痫药物对乳汁的影响及药物是否会通过乳汁传递给婴儿。因此，患者在哺乳前应该与医生进行沟通，了解所用药物对哺乳的影响，并在医生的指导下进行哺乳计划。结合临床经验，大部分自身免疫性脑炎患者完全好转后可以正常婚育。目前仍需更多、更深入的研究及随访。

⑤ 自身免疫性脑炎患者生育时应该注意哪些问题？

● 怀孕前咨询医生：在怀孕前，患者应该咨询医生，了解自己的病情是否稳定，是否需要调整药物或治疗方案，以及是否会对胎儿造成影响。

● 产前检查和胎儿监测：在怀孕期间，患者需要定期进行产前检查和胎儿监测，以确保自身和胎儿的健康。

● 哺乳问题：需要注意癫痫药物对乳汁的影响及药物是否会通过乳汁传递给婴儿。

● 调整生活方式：患者在怀孕期间应该注意调整生活方式，保持良好的作息和饮食习惯，避免过度劳累和情绪波动。

● 定期随访：在怀孕期间和产后，患者需要定期随访医生，了解病情的变化和治疗效果，及时调整治疗方案。

总之，自身免疫性脑炎患者在生育时需要注意以上问题，以确保自身和胎儿的健康。同时，患者需要在医生的指导下进行生育计划、产前检查和胎儿监测及哺乳计划等。

⑥ 自身免疫性脑炎患者运动时需要注意哪些问题？

自身免疫性脑炎是一种神经系统疾病，患者在日常生活中需要注意一些问题，以避免病情加重或出现意外情况。运动是人们保持健康和快乐生活的重要方式之一，但对于自身免疫性脑炎患者来说，运动时需要注意一些特定的问题。

● 选择适合自己的运动

■ 避免剧烈运动：由于部分自身免疫性脑炎患者有遗留癫痫，患者在选择运动时应该避免剧烈运动，如足球、篮球等竞技体育活动。这些运动可能导致患者过度疲劳、紧张，从而诱发癫痫发作。

■ 选择轻度运动：患者可以选择一些轻度的运动，如散步、慢跑、瑜伽等。这些运动可以帮助患者保持身体健康，同时不会过度刺激神经系统。

■ 避免单独运动：患者在运动时应该避免单独进行，最好在朋友或家人的陪伴下进行。这样可以确保患者在出现意外情况时得到及时的帮助。

● 注意身体状况

■ 了解自己的病情：患者应该了解自己的病情，包括癫痫发作类型、频率、时间等。这样可以帮助患者更好地安排自己的运动计划和注意事项。

■ 避免过度疲劳：患者在运动过程中要注意避免过度疲劳。过度疲劳可能导致神经系统过度兴奋，从而诱发癫痫发作或者精神症状复发等。因此，患者应该根据自身情况合理安排运动时间和强度。

■ 注意身体信号：患者在运动过程中要注意身体的信号，如疲劳、疼痛、头晕等。如果感到不适或出现症状加重的情况，应立即停止运动并寻求医生的帮助。

● 注意药物使用

■ 按时服药：患者需要按时服药，以控制病情和减少发作。在运动前后的短时间内，患者应该确保药物已经吸收，以避免因药物影响而出现意外情况。

■ 避免酒精和咖啡因：酒精和咖啡因可能会影响药物的疗效，因此患者在运动前后应该避免饮用含有酒精和咖啡因的饮料。

● 注意环境因素

■ 避免高温环境：高温环境可能会诱发癫痫发作，因此患者在运动时应该避免长时间处于高温场所，如避免在户外暴晒或长期待在闷热的室内环境等。

■ 注意气候变化：气候变化可能会影响患者的身体状况，如气温骤降或突然的雷雨天气等。因此，患者在运动时应该注意气候变化，合理安排运动时间和地点。

■ 避免危险场所：有癫痫发作的患者在运动时应该避免到危险场所，

如高处、水域等。这些场所可能导致患者发生意外情况，如跌倒、溺水等。

● **心理调节**

■ 保持心情愉悦：心情愉悦有助于缓解患者的紧张情绪，减轻病情。患者可以通过听音乐、与朋友交流、进行放松活动等方式来调节心情。

■ 避免情绪波动：情绪波动可能导致神经系统异常兴奋，从而诱发癫痫发作。因此，患者应该尽量避免情绪波动，如激烈的争吵、悲伤等负面情绪。

■ 学习应对策略：患者应该学习一些应对策略，如深呼吸、放松技巧等。这些策略可以帮助患者在出现紧张或焦虑情绪时进行自我调节。

总之，对于患者来说，适当的运动有助于身体健康和心理健康。但患者在运动过程中要注意以上问题，以避免不适当的运动带来的风险。同时，要遵循医生的建议和治疗方案，积极配合治疗，以期早日康复。

7 自身免疫性脑炎患者是否推荐接种疫苗？

自身免疫性脑炎是一种由自身免疫系统异常引发的脑部炎症性疾病。在考虑接种疫苗时，需要结合患者的具体情况进行评估。通常有关疫苗有效性及安全性的临床试验都排除了患有自身免疫性疾病的受试者。考虑到自身免疫性脑炎是一种自身免疫性疾病，又是近十多年新发现的疾病，关于能否接种疫苗的研究有限。有研究总结了自身免疫性脑炎患者接种新冠疫苗的风险，发现稳定期自身免疫性脑炎患者接种新冠疫苗（灭活疫苗）并未见严重的不良反应和脑炎复发。下面将结合最新文献研究结果从几个方面阐述自身免疫性脑炎患者是否推荐接种疫苗。

● **疫苗种类和免疫反应**：疫苗是预防传染病的有效手段，通过刺激机体免疫系统产生特异性抗体，从而达到预防疾病的目的。然而，不同种类的疫苗对免疫系统的刺激程度和免疫反应可能存在差异。

对于自身免疫性脑炎患者，接种疫苗可能会引发机体免疫反应的增强，导致病情反复或加重。因此，在选择接种疫苗时，需要谨慎评估患者的具体情况和疫苗的免疫反应。

  疫苗安全性：是接种时需要考虑的重要因素。一些疫苗可能会引起发热、局部疼痛、红肿等不良反应，但这些反应通常是轻微和暂时的。然而，对于自身免疫性脑炎患者来说，疫苗的安全性风险可能更高，因为患者的免疫系统异常可能对疫苗的反应更为敏感。

  在评估疫苗安全性时，需要考虑患者的具体病情、正在或既往接受的治疗情况及疫苗的安全性历史记录。一些疫苗可能不适合处于自身免疫性脑炎活动期或正接受免疫治疗的人群，因此需要根据患者的具体情况进行个体化的评估。

  疫苗效用性：在考虑接种疫苗时，还需要评估疫苗的效用性，即疫苗预防疾病的效果。对于某些自身免疫性脑炎患者来说，接种疫苗可能无法产生足够的免疫反应来预防疾病，或者产生的免疫反应不足以抵抗病原体的侵袭。

  因此，在决定接种疫苗前，需要了解患者的免疫功能状态和疫苗的效用性，以确定接种的必要性。

  预防措施：除了接种疫苗外，还可以采取其他预防措施来降低自身免疫性脑炎患者感染疾病的风险。例如，保持个人卫生习惯、避免接触感染源、加强营养等措施都有助于提高患者的免疫力，降低感染疾病的风险。

  综上所述，对于自身免疫性脑炎患者是否推荐接种疫苗，需要结合患者的具体情况进行个体化的评估。患者应该咨询专业医生或免疫科专家，提供详细的病情和治疗记录，以便进行综合评估。在评估过程中，需要考虑患者的病情稳定程度、免疫功能状态、疫苗的安全性和效用性等因素。

  在某些情况下，患者可能不适合接种疫苗或需要谨慎评估接种的风险和效益。此时，医生会根据患者的具体情况给予建议和指导，以确保患者的安全和健康。

8 自身免疫性脑炎的经济负担与哪些因素有关？我国自身免疫性脑炎患者的经济负担如何？

疾病的经济负担和相关因素可以分为以下几个方面：

● 医疗费用：自身免疫性脑炎通常需要进行一系列的医疗检查、诊断和治疗，包括脑部影像学、脑脊液分析、免疫抑制疗法等。这些医疗费用可能非常高昂，特别是需要住院治疗或接受长期康复时。

● 医疗保险覆盖：医疗保险的覆盖范围对患者的经济负担至关重要。一些患者可能会遇到医疗保险不覆盖特定治疗或药物的问题，这将增加患者的医疗开支。

● 药物费用：自身免疫性脑炎的治疗通常需要使用免疫抑制药物，如类固醇、免疫球蛋白、细胞毒性药物等。这些药物可能非常昂贵，而且少部分患者可能需要长期服用一些药物以控制病情。

● 住院和长期护理：对于一些自身免疫性脑炎患者，特别是那些病情严重的人，可能需要长期住院治疗和护理。这将导致高额的医疗费用。

● 失去工作和生活质量下降：自身免疫性脑炎可能会导致少部分患者无法工作或参与正常的社会活动，从而导致经济负担增加。此外，疾病可能会对患者的心理健康和生活质量产生负面影响。

● 支持和康复：一些自身免疫性脑炎患者需要长期的物理康复、职业康复和心理康复，以尽量减少疾病对他们生活的影响。这些康复服务也可能需要额外的费用。

总之，自身免疫性脑炎患者的经济负担可能很重，特别是在长期治疗和护理的情况下。医疗保险覆盖、药物费用、失去工作收入和康复费用等都可能是影响患者经济负担的关键因素。因此，患者和家庭可能需要考虑获得适当的医疗保险，寻求社会支持和资源，以应对这一挑战。

对于我国自身免疫性脑炎患者的经济负担，目前拥有的数据是极少的。因为对于自身免疫性脑炎患者来讲，较长的住院时间及相关的发病因素（如肿瘤、年龄、药物等）都会对我们研究治疗费用产生较大的影响。2020 年，四川大学华西医院做了相关研究，打开了中国西部自身免疫性脑炎的经济负担研究的先河。该研究纳入了 2012—2018 年共 217 名患者，并对他们在住院期间的直接医疗费用及直接非医疗费用等进行了归纳。研究发现，在直接医疗费用中，相关检查和免疫治疗的费用占比较高；而在直接非医疗费用中，专业的医疗护理费用占到 50% 左右。在调查的患者中，直接花费在人民币 10 452 ~ 722 859 元之间。抗 LGI1/CASPR2 脑炎的直接成本明显低于抗 NMDA 受体抗体脑炎和抗 GABA$_B$ 受体抗体相关脑炎。住院时间长短与直接费用显著相关。

⑨ 自身免疫性脑炎求医与就医技巧有哪些?

自身免疫性脑炎是一种复杂的疾病，需要专业的医生进行诊断和治疗。在求医和就医过程中，患者需要注意以下几个方面，以确保得到正确的诊断和治疗。

● 选择专业的医生：选择一位专业的医生非常重要。患者应该寻找具有丰富经验的神经科医生或免疫科医生，他们对于自身免疫性脑炎的诊断和治疗有深入的了解。可以通过口碑、朋友推荐、医院排行榜等方式来寻找合适的医生。

● 提供详细的病史和症状：在就诊时，患者需要向医生提供详细的病史和症状，包括发病时间、症状表现、病情变化、治疗反应等。同时，还要提供家族史、生活习惯、工作环境等方面的信息。这有助于医生更准确地判断病情，制订合适的治疗方案。

● 进行全面的检查：医生会根据患者的病情和症状进行全面的检查，包括神经系统检查、血液检查、影像学检查等。患者需要积极配合医生进行检查，以便医生全面了解其病情和制订合适的治疗方案。

● 遵循医生的建议和治疗方案：在诊断和治疗过程中，患者需要遵循医生的建议和治疗方案，包括药物治疗、免疫治疗、康复训练等。同时，患者还需要定期进行随访检查，以便及时调整治疗方案和监测病情变化。

● 注意药物不良反应和自我管理：药物治疗是自身免疫性脑炎治疗的重要手段之一。患者需要注意药物不良反应和自我管理。在使用药物前，需要仔细阅读药品说明书，了解药物的不良反应和注意事项。在使用药物时，需要按照医生的建议正确使用药物，避免擅自更改剂量或停药。同时，还需要注意饮食、锻炼等方面的自我管理，以促进身体的恢复和健康。

● 保持积极心态和良好心态：自身免疫性脑炎是一种慢性疾病，需要长期治疗和管理。患者需要保持积极心态和良好心态，积极面对疾病和治疗过程。同时，可以参加一些康复活动或社交活动，以增强身体的恢复和心理健康。

● 及时就医和转诊：在就医过程中，如果患者出现病情反复或加重等情况，需要及时就医和转诊。这可以确保患者得到及时的诊断和治疗，避免病情恶化或出现并发症。同时，也可以让医生更好地了解患者的病情变化和治疗反应，以便及时调整治疗方案。

总之，在求医和就医过程中，患者需要注意选择专业的医生、提供详细的病史和症状、进行全面的检查、遵循医生的建议和治疗方案、注意药物不良反应和自我管理、保持积极心态和良好心态，以及及时就医和转诊等方面。通过这些技巧和方法，可以更好地管理自身免疫性脑炎，促进身体的恢复和健康。

 有哪些关于自身免疫性脑炎文献资料获取与最新研究动态关注的资源？

自身免疫性脑炎是一种复杂的疾病，需要深入了解其病因、病理、诊断和治疗等方面的知识。以下是一些关于自身免疫性脑炎文献资料获取和最新研究动态关注的建议。

● 文献资料获取

■ 学术搜索引擎：如知网、万方、百度学术等可以方便地搜索到大量的学术论文和研究成果。在搜索时，可以根据关键词、论文类型、发表时间等信息进行筛选，以找到与自身免疫性脑炎相关的文献资料。

■ 医学数据库：如 PubMed、Embase 等是获取医学文献的重要资源。这些数据库收录了大量的医学期刊和论文，可以根据关键词或主题进行搜索，并筛选出与自身免疫性脑炎相关的文献。

■ 图书馆资源：包括图书、期刊、数据库等，是获取医学文献的另一个重要途径。可以到当地图书馆或在线图书馆网站上搜索与自身免疫性脑炎相关的文献资料，如图书目录、期刊论文等。

■ 学术论坛：如丁香园、医脉通等也提供了大量的医学文献资料，包括自身免疫性脑炎的相关文献。这些网站通常有用户交流和讨论的社区，可以与其他医生或研究人员交流经验和看法。

● 最新研究动态关注

■ 关注专业学术期刊：一些专业学术期刊（如《中华神经科杂志》《中国神经免疫学和神经病学杂志》等）会发表最新的研究成果和学术论文，可以定期查看这些期刊以获取最新的研究动态。

■ 订阅研究机构或学术团体的新闻资讯：一些研究机构或学术团体（如国家神经疾病研究所、中国神经科学学会等）会发布最新的研究成果和学术动态，可以通过订阅其新闻资讯来获取最新的研究动态。

■ 关注医学会议：一些医学会议（如中华医学会神经病学分会、自身免疫性疾病国际研讨会等）会邀请专家学者进行学术交流和分享最新的研究成果，可以参加或观看这些会议以获取最新的研究动态。

■ 在线学术论坛或社交媒体：如丁香园论坛、医脉通微博等也提供了最新的研究成果和学术动态的分享与讨论平台，可以通过这些平台关注最新的研究动态。

■ 关注医学新闻网站：如医谷、生物谷等会报道最新的医学研究成果和动态，包括自身免疫性脑炎的相关研究。通过定期查看这些网站，可以了解最新的研究动态。

■ 学术博客：一些学术博客或个人博客也会报道和解读最新的医学研究成果和动态，包括自身免疫性脑炎的相关研究。这些博客通常由专家或研究人员维护，他们会分享自己的见解和看法。

■ 临床试验注册平台：是获取自身免疫性脑炎相关研究的重要途径。这些平台通常由政府或国际组织维护，提供了关于各种疾病（包括自身免疫性脑炎）的最新临床试验信息和结果。

■ 专业组织或学会的官方网站：如美国神经病学学会、欧洲神经病学联盟等的官方网站也会发布最新的研究成果和指南，可以查看这些网站以获取最新的研究动态。

■ **医学视频资源**：如学术讲座、医学纪录片等也会涉及自身免疫性脑炎的相关研究。通过观看这些视频，可以了解专家的观点和研究进展。

总之，获取自身免疫性脑炎的文献资料和研究动态需要多方面的途径和渠道。通过使用学术搜索引擎、医学数据库、图书馆资源、学术网站等途径获取相关文献资料，并关注专业学术期刊、订阅研究机构或学术团体的新闻资讯、关注医学会议及在线学术论坛或社交媒体等途径获取最新的研究动态，可以更好地了解该领域的发展趋势和最新进展。

11 患者家庭可以为患者提供哪些支持和帮助？

自身免疫性脑炎是一种严重的疾病，患者在治疗和康复过程中需要得到充分的休息和关注。在这个过程中，家庭的支持和帮助对于患者的康复非常重要。最新的研究文献显示，家庭的支持和帮助在促进患者的康复、提高生活质量、减轻症状、改善神经功能等方面具有重要作用。家庭可以为患者提供以下支持和帮助。

● **心理支持**：自身免疫性脑炎是一种慢性疾病，患者需要长期治疗和康复。在这个过程中，患者可能会面临焦虑、抑郁等心理问题。家庭成员可以通过倾听、安慰、鼓励等方式给予患者心理支持，帮助患者缓解情绪，增强信心。

● **日常照顾**：自身免疫性脑炎患者可能需要卧床休息、饮食调整、药物治疗等方面的照顾。家庭成员可以协助患者完成这些日常事务，让患者得到更好的照顾。

● **康复训练**：家庭成员可以协助患者进行康复训练，如肢体运动、语言能力、认知能力等方面的训练。这些康复训练可以促进患者的神经功能恢复，提高生活质量。

● **社交支持**：家庭成员可以鼓励患者与朋友、亲戚等进行联系，增强患者的社交支持网络。这有助于患者减轻孤独感，提高生活质量。

● **寻求专业帮助**：家庭成员可以协助患者寻求专业医生的帮助，定期带患者去医院进行检查和治疗。同时，家庭成员还可以为患者提供必要的医疗信息和建议，帮助患者更好地应对疾病挑战。

总的来说，家庭的支持和帮助对于自身免疫性脑炎患者的康复非常重要。家庭成员可以通过心理支持、日常照顾、康复训练、社交支持和寻求专业帮助等方式给予患者支持和帮助，帮助患者更好地应对疾病挑战。同时，家庭成员还可以为患者提供必要的医疗信息和建议，帮助患者更好地应对疾病挑战。最新的研究文献提供了更多的治疗选择和预后评估手段，有助于我们更好地应对这一疾病。

12 未来对自身免疫性脑炎的治疗会有哪些突破？

自身免疫性脑炎是一种复杂的神经系统疾病，目前的治疗方法主要包括药物治疗、免疫治疗和康复训练等。然而，自身免疫性脑炎的病因和病理机制尚未完全明确，因此治疗仍存在一定的难度和挑战。未来对自身免疫性脑炎的治疗可能会有以下突破。

● **深入了解疾病机制，发现更有效的治疗靶点**：随着对自身免疫性脑炎的深入研究，我们会更深入地了解疾病的发病机制和病理过程，从而发现更有效的治疗靶点。针对这些靶点，可以开发出更具有针对性的药物或治疗方法，提高治疗效果。

● **免疫调节治疗的发展**：免疫调节治疗是当前自身免疫性脑炎治疗的研究热点之一。通过调节患者的免疫系统，降低自身免疫反应，达到治疗疾病的目的。未来可能会发现更安全、有效的免疫调节药物或治疗方法，提高治疗的有效性和安全性。

● **个体化治疗的推广**：每名自身免疫性脑炎患者的病情都不同，因此需要根据患者的具体情况制订个体化的治疗方案。未来可能会通过基因检测、生物标志物等手段，更准确地了解患者的病情和预后，从而制订更加个体化的治疗方案，提高治疗效果。

● **综合治疗方法的完善**：目前，自身免疫性脑炎的治疗方法包括药物治疗、免疫治疗和康复训练等。未来可能会进一步完善这些方法，提高治疗效果。例如，通过联合应用不同的药物或免疫治疗方法，以达到更好的疗效；或者通过早期康复训练，改善患者的神经功能，提高生活质量。

● **新型技术的引入**：随着科技的发展，一些新型技术可能会被引入自身免疫性脑炎的治疗中。例如，细胞疗法、基因疗法等新技术，可能会为自身免疫性脑炎的治疗提供新的途径。

总之，未来对自身免疫性脑炎的治疗可能会有许多突破。但是，这些突破需要建立在科学家和医生们的不懈努力和研究之上。我们需要不断地深入研究和探索，以更好地理解和治疗自身免疫性脑炎，为患者带来更好的治疗效果和生活质量。

⑬ 自身免疫性脑炎的未来研究重点是什么？

自身免疫性脑炎是一种复杂的神经系统疾病，其病因和病理机制尚未完全明确，因此未来的研究重点主要是深入探讨其发病机制和病理过程，以便更好地理解和治疗这种疾病。以下是未来自身免疫性脑炎可能的研究重点。

● **发病机制的研究**：自身免疫性脑炎的发病机制涉及多个方面，包括自身免疫反应、感染、神经炎症等。未来的研究需要进一步探讨这些因素之间的相互作用和影响，以更全面地了解自身免疫性脑炎的发病机制。此外，还需要研究不同类型自身免疫性脑炎的发病机制，以发现更具有针对性的治疗方法和药物。

● **生物标志物的寻找和鉴定**：生物标志物是指可以用于诊断、监测或预测疾病状态的生物分子。未来的研究需要寻找和鉴定与自身免疫性脑炎相关的生物标志物，以更准确地诊断与监测患者的病情和预后。此外，生物标志物还可以用于评估治疗效果和预测复发风险，有助于制订更加个体化的治疗方案。

● **免疫治疗的研究**：免疫治疗是当前自身免疫性脑炎治疗的研究热点之一。未来的研究需要进一步探讨免疫治疗的方法和作用机制，以发现更加安全、有效的免疫治疗药物或治疗方法。此外，还需要研究免疫治疗与其他治疗方法相结合的效果，以提高治疗效果和减少不良反应。

● **跨学科合作的研究**：自身免疫性脑炎是一种涉及多学科的疾病，

需要神经科、免疫科、病理科等多个学科的合作和研究。未来的研究需要加强跨学科的合作和交流，以更全面地了解自身免疫性脑炎的病因和病理机制，为治疗提供更多的思路和方法。

总之，未来对自身免疫性脑炎的研究需要深入探讨其发病机制和病理过程，寻找和鉴定生物标志物，研究免疫治疗和其他治疗方法，开展个体化治疗和新型技术的研究和应用，以及加强跨学科的合作和研究。这些研究将有助于更好地理解和治疗自身免疫性脑炎，为患者带来更好的治疗效果和生活质量。

14 自身免疫性脑炎患者如何参与和支持相关研究？

自身免疫性脑炎是一种复杂的神经系统疾病，目前的治疗方法和效果仍存在一定的局限性和挑战。因此，参与和支持相关研究对于提高患者的治疗效果和生活质量具有重要意义。以下是自身免疫性脑炎患者如何参与和支持相关研究的建议。

● **参与临床研究**：临床研究是探索新的治疗方法和提高治疗效果的重要途径。自身免疫性脑炎患者可以通过参与临床研究来获得最新的治疗方法和药物。在参与临床研究时，患者需要注意以下几点：

- 了解研究的目的、方案和风险，确保自己充分了解并自愿参加。
- 遵循医生的建议和指导，认真完成研究过程中的各项检查和治疗。
- 及时向医生反馈自己的病情和反应，以便及时调整治疗方案。
- 尊重医生的判断和决定，不随意退出研究。

● **支持科学研究**：科学研究是探索疾病病因和病理机制、发现新的治疗方法的重要手段。自身免疫性脑炎患者可以通过支持科学研究来推动治疗方法的改进和创新。支持科学研究的方式包括：

- 参与科学研究项目，提供自己的病历资料和生物样本。
- 分享自己的治疗经历和体验，为其他患者提供参考和帮助。
- 关注科学研究的进展和成果，及时了解最新的研究成果和治疗方法。
- 参加相关的学术会议和研讨会，与专家和医生交流和分享经验。

● 提供反馈和建议：自身免疫性脑炎患者在治疗过程中具有丰富的经验和感受，可以为医生和研究人员提供宝贵的反馈和建议。患者可以通过以下方式提供反馈和建议：

■ 在治疗过程中与医生保持沟通，向医生提供自己的病情和反应，为医生调整治疗方案提供参考。

■ 在患者组织或社区中分享自己的治疗经历和体验，为其他患者提供参考和帮助。

■ 参加相关的问卷调查和调研活动，为研究人员提供数据和信息支持。

■ 在社交媒体上分享自己的治疗经历和体验，为其他患者和公众提供教育和宣传。

● 加入患者组织或社区：可以为自身免疫性脑炎患者提供一个互相支持和交流的平台。患者可以通过加入患者组织或社区来获得更多的信息和支持，同时也可以为其他患者提供帮助和鼓励。加入患者组织或社区的方式包括：

■ 加入当地的自身免疫性脑炎患者组织或社区，与其他患者交流和分享经验。

■ 在社交媒体上关注相关的患者组织和专家账号，获取最新的治疗信息和研究成果。

■ 在相关的患者群聊、论坛或博客上发帖交流，与各地的患者分享经验和建议。

总之，自身免疫性脑炎患者可以通过参与临床研究、支持科学研究、提供反馈和建议，以及加入患者组织或社区等方式来参与和支持相关研究。这些方式不仅可以帮助患者获得更好的治疗效果和生活质量，也可以为相关研究的进展和成果提供重要的支持和推动。

第五章

案例分享——成功战胜
自身免疫性脑炎的心路历程

1 案例 1 患者自白 1

各位患友大家好，我是一名自身免疫性脑炎患者，今年 24 岁，性别女，是一名在校大学生，我曾经是这个群体中的一员。现在，我想与大家分享我的心路历程，希望我的经验能给其他患者及家属带来一些帮助。

2019 年年初，我出现了许多奇怪的症状，包括头痛、记忆力下降、情绪波动等。随后我的记忆变得模糊，据我的家人告诉我，我开始出现幻觉，常常对着空无一人的地方讲话。我的情绪波动极大，时而狂躁不安，时而陷入深深的忧郁。他们都不曾见过这样的我。终于有一天，我突然变得丧失意识，全身僵硬，倒地后四肢抽搐起来。我的家人慌了神，带着我开始求医。

在经历了数周的疾病煎熬和反复求医后，我最终被诊断为自身免疫性脑炎（NMDAR 抗体类型）。这是一种自身抗体介导的神经系统严重疾病，由于自身抗体错误地攻击大脑神经元细胞，导致一系列神经精神症状。这种疾病的症状包括认知障碍、精神行为异常、言语障碍、运动障碍以及自主神经功能障碍等。这些症状对于患者的日常生活和社会功能都会造成严重影响，需要及时治疗。医生告诉我，这种疾病是近 10 年才发现的，且较为罕见。这个消息对我的家人来说简直是晴天霹雳，他们无法想象自己的孩子，一个处于花样年华的女孩会患上这种罕见的疾病。

然而，好在医生告诉我的家人和我这种疾病可以通过激素和免疫球蛋白治疗，而且一般来说，治疗效果很不错，我们一家人才重新燃起了希望。在治疗期间，我和家人经历了许多挑战和困难。一开始，医院并没有免疫球蛋白这种药。所以，我们一家人还有我们的主治医生想了很多办法，联系了很多人，最后在诊所才买到了这种药。另外，医生建议我的家人在使用免疫球蛋白的同时联合使用大剂量激素冲击治疗。在充分告知我的家人激素可能的不良反应后，我的家人接受了医生的治疗方案。那段时间我每天需要服用多种药物，并接受多项检查。我自己处于一种昏睡的状态，我的家人为了照料我受尽了折磨。家人为了照顾我，辞去了工作，每天在医院守着我，陪我做各种检查，在外面诊所购买药物拿回医院输注。家人每天都感到非常疲惫、沮丧和无助。好在我的家人从未放弃过我，家人坚信只要我们积极配合治疗，一定能够战胜这种疾病。

一个月之后，我的精神终于出现了很大的好转，没有再出现癫痫发作了，也开始有记忆了，医生让我出院了。我的家人对医生感激涕零，因为他们目睹了一个月前昏睡的我，在出院时甚至可以在家人的搀扶下行走。出院后的一个月，我慢慢开始自己吃药、洗漱，自己下楼散步。似乎我在一天天好起来，我的家人也重新出门打工了。但是，当我想要重新拾起我的功课时，却发现自己的学习能力急剧下降，甚至无法集中精力去完成一份简单的作业。以前对我来说轻而易举的事情，现在需要花费更多的时间和精力去完成。这样的情况让我慌了神。我生病之前学习成绩名列前茅，很担心得了这个病会让我的人生变得彻底失去掌控。我带着疑问来到了四川大学华西医院神经内科洪桢教授门诊，听网上说她是全国最知名的自身免疫性脑炎专家之一。

洪桢教授仔细询问我的病情和进行诊疗之后，耐心地解答了我的疑问。她告诉我，我这种病一般来说3个月才能恢复到病前80%的水平，1年有望达到完全恢复的水平。听了教授的话，我这才松了一口气。另外，教授告诉我，这种病需要警惕复发，大约30%的患者可能会复发。为了定期检测我的恢复程度及病情变化，洪桢教授团队成员医生主动拉我入微信群，他们告诉我，他们会对我进行每3个月一次的病情随访和减药评估。另外，为了尽可能避免疾病复发，还告诉我需要注意保持健康的生活方式：良好的饮食、充足的睡眠、适当的运动和减少压力。

最终，经过近1年的治疗和恢复，我几乎完全康复了。我恢复了正常的生活，能够像以前一样学习和运动。在这里，我首先想感谢在我病程中不断帮助我的医生和护理人员。其次，我感恩我的家人，在我病得最重的时候没有放弃我。我想告诉其他患者和家属的是，不要轻易放弃希望。这种疾病虽然罕见且严重，但是它并不是不可战胜的。我们需要积极寻求医生的帮助，遵循治疗方案，并保持积极乐观的心态。同时，我们也需要时刻关注自己的身体状况，及时发现并处理任何异常情况。最后我想说的是，我们需要相互支持和鼓励。每个人都在与这种疾病的斗争中有着不同的经历和挑战，我们可以在相互交流中分享经验、互相学习和给予支持。同时也要记得保持积极向上的心态，相信我们一定能够战胜这种疾病。

❷ 案例2　患者自白2

各位患友好，我是一名自身免疫性脑炎患者，今年55岁。2021年，我人生中第一次遭遇了这种无法想象的疾病——自身免疫性脑炎。回想起那段时间，仿佛是一场噩梦。但现在，我想分享我的故事，希望给同样受此疾病困扰的患者和家属带来一些力量和希望。

在得病之前，我是一名老司机，驾驶技术娴熟，但坏生活习惯也不少：烟不离身，经常熬夜开车。然而，一场突如其来的疾病彻底改变了我的生活。那段时间，我突然出现面部和手臂的不自主抽动，每次发作持续几十秒，每天几十次。这样的发作让我痛苦不堪。除此之外，我还出现了无故的焦虑、抑郁。最难受的是，我经常感到心率加快，晚上失眠严重，记忆力也明显下降。

为了自己的健康起见，我来到医院，经过一系列详细的检查，医生诊断我为自身免疫性脑炎（LGI1抗体类型）。这是一种由自身免疫抗体攻击大脑神经元所引发的疾病。在治疗过程中，医生为我制订了详细的治疗方案，包括使用大剂量激素冲击、抗癫痫药物等。在2周的住院治疗后，我的症状得到了很大的好转。只是遗留了一些记忆力下降的问题。就在我以为病情已经稳定的时候，1年后我再次出现了无缘无故的情绪波动，失眠。

于是我的家人带我来到了四川大学华西医院神经内科洪桢教授门诊。

洪桢教授仔细询问我的病情和进行体格检查后，说我可能是疾病复发了，建议我入院做腰椎穿刺术复查抗体。但是一开始的我并没有同意医生的建议。直到 1 个月后突然再发癫痫，我才意识到问题的严重性。入院后，洪医生给我安排了复查抗体，虽然我内心很抗拒，但是我的家人为了我的健康考虑强烈要求我复查。最终，我复查了抗体，如医生所料，我的抗体又转阳了，也就是说自身免疫性脑炎复发了。医生建议我可以尝试使用一种免疫抑制剂。这是一种皮下注射的针剂，注射比较方便，定期复查 B 细胞指标即可。

听到要用一种新药，我的内心又不乐意了。我们家的经济情况非常一般，这种药针对自身免疫性脑炎还是自费。但是，医生告诉我一般经历过复发的患者还存在再次复发的可能性，我的内心又动摇了。最后还是我的女儿竭力支持我。我们一共打了 4 针，最后 2 针甚至是在家里打的。打针后每个月，我都会去医院复查 B 细胞，确保药效。我的各种症状也明显好转了，打完针至今也没有再出现复发。

回首过去，我想给同样患有自身免疫性脑炎的朋友和家属们一些建议：首先，一定要听从医生的建议，积极配合诊断和治疗。这种疾病虽然病因复杂，但现代医学已经有了很大的进步，许多患者通过合适的治疗可以得到控制。其次，保持乐观的心态非常重要。我知道这很难，但每天对自己说"我可以的"，慢慢地就会发现自己真的可以做到。最后，养成良好的生活习惯，包括健康的饮食、适度的运动和良好的睡眠。这些都有助于提高身体的免疫力，对抗疾病。在这个过程中，家人的支持也是不可或缺的。他们是我的精神支柱，陪我度过了最艰难的时刻。希望所有的患者和家属都能相互支持、鼓励，一起战胜这种疾病。

这就是我的故事，一个普通人与自身免疫性脑炎抗争的故事。希望我的经历能给你们带来一些启示和勇气。记住，我们并不孤单，只要我们携手共进，就一定能够战胜这种疾病。

③ 患者家属的建议

大家好，我是一位自身免疫性脑炎患者的家属。我想向大家分享一下我和我女儿一起战胜疾病的经历，希望我的经历能给其他患者及家属带来一些帮助。

我想强调的是，自身免疫性脑炎是一种非常严重的疾病，但并不是绝症。在得知家人被诊断为自身免疫性脑炎时，我们感到非常无助和绝望。但是，我们坚信只要不放弃，总会有希望。

在求医过程中，我们积累了一些经验，希望分享给其他患者及家属，希望能对大家有所帮助。

做好心理准备：求医问药是一个漫长的过程，患者和家属都需要做好心理准备。面对疾病的挑战，我们需要保持积极的心态，相信医生的治疗能力，同时也需要做好应对可能出现的困难和挫折的准备。

了解治疗流程：在治疗自身免疫性脑炎的过程中，我们需要了解治疗流程和相关检查项目。这有助于我们更好地配合医生的治疗，了解治疗进展和效果，从而更好地调整治疗方案。

建立良好的医患关系：对于治疗自身免疫性脑炎非常重要。我们需要与医生保持良好的沟通，及时反馈病情和治疗效果，了解医生的建议和意见，并积极配合医生的治疗。

定期复查：对于自身免疫性脑炎患者的治疗非常重要。我们需要按照医生的建议定期进行相关检查，如血常规、肝功能、肾功能等。这有助于及时了解病情的变化和治疗效果，从而调整治疗方案。

做好病历记录：在求医过程中，记录家人的病情、症状、持续时间、治疗反应等信息非常重要。这有助于医生更准确地评估病情并制订合适的治疗方案。同时，也有助于患者及家属回顾和了解病情变化。

多渠道获取信息：除了医生推荐，我们还可以通过互联网、病友交流、医学论坛等途径获取关于自身免疫性脑炎的最新信息、治疗方法、康复经验等。这些信息有助于我们更好地了解疾病和治疗方案，做出更明智的决策。

积极寻求专家意见：在求医过程中，我们应积极寻求专家的意见和建议。专家具有丰富的专业知识和经验，他们的建议可以帮助我们更好地了解和治疗疾病。如果条件允许，可以尽量预约权威专家的门诊或线上咨询，以获得更专业的指导。

关注药物不良反应：药物治疗是自身免疫性脑炎的重要治疗方法之一，但药物可能带来一定的不良反应。因此，我们需要密切关注家人的用药情况，及时与医生沟通并调整用药方案。同时，也需要关注药物对肝功能、肾功能等的影响，定期进行相关检查。

做好家庭护理：家庭护理对于自身免疫性脑炎患者的康复非常重要。我们需要为家人提供良好的休息环境、饮食调理、日常起居等方面的护理。同时，也需要关注家人的心理状态，给予关爱和支持，帮助其树立信心和积极面对疾病。

保持积极心态：面对自身免疫性脑炎这样的严重疾病，保持积极心态非常重要。我们需要相信医生的专业能力，积极配合治疗，同时也需要关注家人的心理状态，给予关爱和支持。只有保持积极心态，才能更好地应对疾病带来的挑战。

 神经内科医生的一封信

亲爱的患者及家属：

你们好！

我们是华西医院神经内科洪桢教授团队的医生，非常理解你们当前所面临的困扰和不安。自身免疫性脑炎是一种相对较为少见但极具挑战性的疾病，需要我们共同面对和战胜。在接下来的信中，我们将为大家简要介绍自身免疫性脑炎的相关知识，分享一些诊断与治疗的经验，希望我们一起共同努力共同战胜这种疾病。

首先，让我们简单了解一下自身免疫性脑炎。这是一种由自身免疫系统异常攻击大脑神经元所引发的疾病。这种攻击会导致神经元受损，从而引发一系列的症状，如认知障碍、精神行为异常、运动障碍等。虽然这种疾病较为少见，但随着医学的进步，我们已经有了更为深入的认识和更为有效的治疗方案。

简单来说，一位入院的患者，医生会先进行详细的病史询问采集、体格检查和必要的辅助检查，如脑电图、磁共振成像等，初步评估患者的病情。接下来，根据患者的具体情况，医生建议送检自身免疫抗体检测或者其他排除性检查，以明确诊断。一旦确诊，我们将会根据患者的具体情况，制订个性化的免疫治疗方案。这可能包括使用激素，丙种球蛋白、血浆置换，或者各种各样的单抗药物等。在治疗过程中，我们需要密切观察患者的病情变化，及时调整治疗方案。患者及家属需要注意的是，这些药物的使用需要在医生的指导下进行，以确保安全和有效性。为了您和家人的健康，我们希望患者和家属配合我们做到以下几点：

关注药物不良反应：自身免疫性脑炎在治疗过程可能伴随不良反应的出现，如肥胖、痤疮、骨质疏松、感染等。所以，我们建议患者在治疗过程中密切关注自身状况，有异常及时与医生沟通，及时采取预防措施并积极配合治疗相关的并发症。

定期复查：在治疗过程中，我们需要定期对患者进行复查，评估治疗效果和病情变化。这有助于及时调整治疗方案，确保最佳的治疗效果。

培养应对技能：建议患者及家属学习一些能应对自身免疫性脑炎症状的方法，如何处理患者的癫痫持续状态情况等。

生活方式调整：保持健康的生活方式对治疗自身免疫性脑炎非常重要。建议患者保持规律的作息时间、均衡的饮食、适度的运动和良好的心态。同时，避免过度劳累和精神压力也是预防疾病复发的关键。

关注心理健康：自身免疫性脑炎可能给患者带来较大的心理压力和情绪困扰。我们建议家属关注患者的心理健康状况，提供情感支持和心理疏导。如有需要，可寻求专业心理咨询师的帮助。

建立病友支持系统：鼓励患者加入病友互助组织或参与相关活动，与其他患者交流经验、互相支持，共同应对疾病带来的挑战。

亲爱的患者及家属们，战胜自身免疫性脑炎需要医生和患方的共同努力。请相信我们的专业能力，积极配合诊断和治疗，保持乐观的心态和良好的生活习惯。在这个过程中，你们并不孤单。我们的治疗团队会一直陪伴在你们身边，与你们并肩作战。请相信，只要我们齐心协力，一定能够战胜这种疾病。

最后，祝愿所有的患者早日康复！如果你们有任何疑问或需要进一步的帮助，请随时与我们联系，我们将竭诚为您服务！

四川大学华西医院洪桢团队医生

2024 年 1 月 10 日

参考文献

［1］中华医学会神经病学分会神经感染性疾病与脑脊液细胞学学组. 中国自身免疫性脑炎诊治专家共识（2022 年版）[J]. 中华神经科杂志，2022, 55(9): 931-949.

［2］DALMAU J, TÜZÜN E, WU H Y, et al. Paraneoplastic anti-N-methyl-D-aspartate receptor encephalitis associated with ovarian teratoma[J]. Ann Neurol, 2007, 61(1): 25-36.

［3］XU C-L, LIU L, ZHAO W-Q, et al. Anti-N-methyl-D-aspartate receptor encephalitis with serum anti-thyroid antibodies and IgM antibodies against Epstein-Barr virus viral capsid antigen: a case report and one year follow-up[J]. BMC Neurol, 2011, 11(1): 149.

［4］狄晓萌，王佳伟，刘磊. 抗体介导自身免疫性脑炎发病机制研究进展[J]. 中国神经免疫学和神经病学杂志，2021, 28(3): 242-247.

［5］GRAUS F, TITUL R M J, BALU R, et al. A clinical approach to diagnosis of autoimmune encephalitis[J]. Lancet Neurol, 2016, 15(4): 391-404.

［6］PÉREZ C A, AGYEI P, GOGIA B, et al. Overlapping autoimmune syndrome: a case of concomitant anti-NMDAR encephalitis and myelin oligodendrocyte glycoprotein (MOG) antibody disease[J]. J Neuroimmunol, 2020, 339: 577124.

［7］GRANEROD J, AMBROSE H E, DAVIES N W, et al. Causes of encephalitis and differences in their clinical presentations in England: a multicentre, population-based prospective study[J]. Lancet Infect Dis, 2010, 10(12): 835-844.

[8] DALMAU J, GRAUS F. Antibody-mediated encephalitis[J]. NEJM, 2018, 378(9): 840-851.

[9] DUBEY D, PITTOCK S J, KELLY C R, et al. Autoimmune encephalitis epidemiology and a comparison to infectious encephalitis[J]. Ann Neurol, 2018, 83(1): 166-177.

[10] SHAN W, YANG H, WANG Q. Neuronal surface antibody-medicated autoimmune encephalitis (limbic encephalitis) in China: a multiple-center, retrospective study[J]. Front Immunol, 2021, 12: 621599.

[11] GU Y, ZHONG M, HE L, et al. Epidemiology of antibody-positive autoimmune encephalitis in Southwest China: a multicenter study[J]. Fronti Immunol, 2019, 10: 2611.

[12] SHU Y, QIU W, ZHENG J, et al. HLA class II allele DRB1* 16: 02 is associated with anti-NMDAR encephalitis[J]. J Neurol Neurosurg Psychiatry, 2019, 90(6):652-658.

[13] PERIS SEMPERE V, MUÑIZ-CASTRILLO S, AMBATI A, et al. Human leukocyte antigen association study reveals DRB1* 04: 02 effects additional to DRB1* 07: 01 in anti-LGI1 encephalitis[J]. Neurol Neuroimmunol Neuroinflamma, 2022, 9(2): e1140.

[14] 李艾青，周东，洪桢．国际专家组副肿瘤性神经综合征新诊断标准解读 [J]. 癫痫杂志，2022, 8(3): 196-201.

[15] RAMANATHAN S, BRILOT F, IRANI S R, et al. Origins and immunopathogenesis of autoimmune central nervous system disorders[J]. Nat Rev Neurol, 2023, 19(3): 172-190.

[16] DALMAU J, GRAUS F. Diagnostic criteria for autoimmune encephalitis: utility and pitfalls for antibody-negative disease[J]. Lancet Neurol, 2023, 22(6): 529-540.

[17] 陈矗，林静芳，龚雪，等．自身免疫性脑炎复发的研究进展 [J]. 解放军医学杂志，2019, 44(6): 508-514.

[18] 李艾青，周东，洪桢．解读 IL 自身免疫性脑炎关于"继发于自身免疫性脑炎的急性症状性痫性发作和自身免疫相关性癫痫"最新概念 [J]. 癫痫杂志，2020, 6(6): 507-509.

［19］GRESA-ARRIBAS N, TITUL R M J, TORRENTS A, et al. Antibody titres at diagnosis and during follow-up of anti-NMDA receptor encephalitis: a retrospective study[J]. Lancet Neurol, 2014, 13(2): 167-177.

［20］VENKATESAN A, JAGDISH B. Imaging in encephalitis[J]. Semin Neurol, 2019, 39(3): 312-321.

［21］李青芮，吴昆华，龚霞蓉，等. 弥散磁共振成像在自身免疫性脑炎的研究进展 [J]. 磁共振成像，2022, 13(11): 133-136.

［22］ABBOUD H, PROBASCO J C, IRANI S, et al. Autoimmune encephalitis: proposed best practice recommendations for diagnosis and acute management[J]. J Neurol Neurosurg Psychiatry, 2021, 92(7): 757-768.

［23］GONG X, CHEN C, LIU X, et al. Long-term functional outcomes and relapse of Anti-NMDA receptor encephalitis: a cohort study in western China[J]. Neurol Neuroimmunol Neuroinflamm, 2021, 8(2): e958.

［24］VOGRIG A, GIGLI G L, NILO A, et al. Seizures, epilepsy, and NORSE secondary to autoimmune encephalitis: a practical guide for clinicians[J]. Biomedicines, 2022, 11(1): 44.

［25］NOSADINI M, THOMAS T, EYRE M, et al. International consensus recommendations for the treatment of pediatric NMDAR antibody encephalitis[J]. Neurol Neuroimmunol Neuroinflamm, 2021, 8(5): e1052.

［26］ABBOUD H, PROBASCO J, IRANI S R, et al. Autoimmune encephalitis: proposed recommendations for symptomatic and long-term management[J]. J Neurol Neurosurg Psychiatry, 2021, 92(8): 897-907.

［27］BUCHMAN A L. Side effects of corticosteroid therapy[J]. J Clin Gastroenterol, 2001, 33(4): 289-294.

［28］BAZI A, BAGHBANIAN S M, GHAZIAN M, et al. Efficacy and safety of oral prednisolone tapering following intravenous methyl prednisolone in patients with multiple sclerosis relapses: A randomized, double-blind, placebo-controlled trial[J]. Mult Scler Relat Disord, 2021,

47: 102640.

[29] PERUMAL J S, CAON C, HREHA S, et al. Oral prednisone taper following intravenous steroids fails to improve disability or recovery from relapses in multiple sclerosis[J]. Eur J Neurol, 2008, 15(7): 677-680.

[30] LE PAGE E, VEILLARD D, LAPLAUD D A, et al. Oral versus intravenous high-dose methylprednisolone for treatment of relapses in patients with multiple sclerosis (COPOUSEP): a randomised, controlled, double-blind, non-inferiority trial[J]. Lancet (London, England), 2015, 386(9997): 974-981.

[31] BURTON J M, O' CONNOR P W, HOHOL M, et al. Oral versus intravenous steroids for treatment of relapses in multiple sclerosis[J]. Cochrane Db Syste Rev, 2012, 12: Cd006921.

[32] KIMBROUGH D J, FUJIHARA K, JACOB A, et al. Treatment of neuromyelitis optica: review and recommendations[J]. Mult Scler Relat Disord, 2012, 1(4): 180-187.

[33] BERGH P Y K V D, DOORN P A V, HADDEN R D M, et al. European Academy of Neurology/Peripheral Nerve society guideline on diagnosis and treatment of chronic inflammatory demyelinating polyradiculoneuropathy: report of a joint task force-second revision[J]. J Peripher Nerv Syst, 2021, 26(3): 242-268.

[34] SHARSHAR T, PORCHER R, DEMERET S, et al. Comparison of corticosteroid tapering regimens in myasthenia gravis: a randomized clinical trial[J]. JAMA Neurol, 2021, 78(4): 426-433.

[35] GUO Y, TIAN X, WANG X, et al. Adverse effects of immunoglobulin therapy[J]. Front Immunol, 2018, 9: 1299.

[36] TITUL R M J, MCCRACKEN L, GABILONDO I, et al. Treatment and prognostic factors for long-term outcome in patients with anti-NMDA receptor encephalitis: an observational cohort study[J]. Lancet Neurol, 2013, 12(2): 157-165.

[37] BROADLEY J, WESSELINGH R, SENEVIRATNE U, et al. Peripheral

immune cell ratios and clinical outcomes in seropositive autoimmune encephalitis: a study by the Australian autoimmune encephalitis consortium[J]. Front Immunol, 2020, 11: 597858.

［38］IRANI S R, BERA K, WATERS P, et al. N-methyl-D-aspartate antibody encephalitis: temporal progression of clinical and paraclinical observations in a predominantly non-paraneoplastic disorder of both sexes[J]. Brain, 2010, 133(Pt 6): 1655-1667.

［39］KREYE J, WENKE N K, CHAYKA M, et al. Human cerebrospinal fluid monoclonal N-methyl-D-aspartate receptor autoantibodies are sufficient for encephalitis pathogenesis[J]. Brain, 2016, 139(Pt10): 2641-2652.

［40］NOSADINI M, GRANATA T, MATRICARDI S, et al. Relapse risk factors in anti-N-methyl-D-aspartate receptor encephalitis[J]. Dev Med Child Neurol, 2019, 61(9): 1101-1107.

［41］SMETS I, TITUL R M J. Antibody therapies in autoimmune encephalitis[J]. Neurotherapeutics, 2022, 19(3): 823-831.

［42］CHER-ALLAN C, KASKOW B J, WEINER H L. Multiple sclerosis: mechanis and immunotherapy[J]. Neuron, 2018, 97(4): 742-768.

［43］HAUSER S L, BAR-OR A, COHEN J A, et al. Ofatumumab versus teriflunomide in multiple sclerosis[J]. N Engl J Med, 2020, 383(6): 546-557.

［44］HOWARD J F, JR, BRIL V, BURNS T M, et al. Randomized phase 2 study of FcRn antagonist efgartigimod in generalized myasthenia gravis[J]. Neurology, 2019, 92(23): e2661-e2673.

［45］PITTOCK S J, BERTHELE A, FUJIHARA K, et al. Eculizumab in aquaporin-4-positive neuromyelitis optica spectrum disorder[J]. N Engl J Med, 2019, 381(7): 614-625.

［46］BRIL V, BENATAR M, ANDERSEN H, et al. Efficacy and safety of rozanolixizumab in moderate to severe generalized myasthenia gravis: a phase 2 randomized control trial[J]. Neurology, 2021, 96(6): e853-e865.

［47］HOWARD J F JR, BRIL V, VU T, et al. Safety, efficacy, and tolerability of efgartigimod in patients with generalised myasthenia gravis (ADAPT): a multicentre, randomised, placebo-controlled, phase 3 trial[J]. Lancet Neurol, 2021, 20(7): 526-536.

[48] CHEN D, GALLAGHER S, MONSON N L, et al. Inebilizumab, a B cell-depleting anti-CD19 antibody for the treatment of autoimmune neurological diseases: insights from preclinical studies[J]. J Clin Med, 2016, 5(12): 107.

[49] OSTENDORF L, BURNS M, DUREK P, et al. Targeting CD38 with daratumumab in refractory systemic lupus erythematosus[J]. NEJM, 2020, 383(12): 1149-1155.

[50] KANG S, TANAKA T, KISHIMOTO T. Therapeutic uses of anti-interleukin-6 receptor antibody[J]. Int Immunol, 2015, 27(1): 21-29.

[51] JUN J S, LEE S T, KIM R, et al. Tocilizumab treatment for new onset refractory status epilepticus[J]. Ann Neurol, 2018, 84(6): 940-945.

[52] BLECHARZ-LANG K G, WAGNER J, FRIES A, et al. Interleukin 6-mediated endothelial barrier disturbances can be attenuated by blockade of the IL6 receptor expressed in brain microvascular endothelial cells[J]. Transl Stroke Res, 2018, 9(6): 631-642.

[53] WANG X, MA C, LIU C Y, et al. Neuronal NMDAR currents of the hippocampus and learning performance in autoimmune anti-NMDAR encephalitis and involvement of TNF-alpha and IL-6[J]. Front Neurol, 2019, 10: 684.

[54] BYUN J I, LEE S T, MOON J, et al. Distinct intrathecal interleukin-17/ interleukin-6 activation in anti-N-methyl-d-aspartate receptor encephalitis[J]. J Neuroimmunol, 2016, 297: 141-147.

[55] DALE R C. Interleukin-6 blockade as rescue therapy in autoimmune encephalitis[J]. Neurotherapeutics, 2016, 13(4): 821-823.

[56] TRABOULSEE A, GREENBERG B M, BENNETT J L, et al. Safety and efficacy of satralizumab monotherapy in neuromyelitis optica spectrum disorder: a randomised, double-blind, multicentre, placebo-controlled phase 3 trial[J]. Lancet Neurol, 2020, 19(5): 402-412.

［57］SCHATZ-JAKOBSEN J A, ZHANG Y, JOHNSON K, et al. Structural basis for eculizumab-mediated inhibition of the complement terminal pathway[J]. J Immunol, 2016, 197(1): 337-344.

［58］DONO F, CONSOLI S, TAPPATÀ M, et al. Autoimmune encephalitis during pregnancy: A diagnostic and therapeutic challenge—A systematic review with individual patients' analysis and clinical recommendations[J]. Epilepsia Open, 2023, 8(4): 1221-1240.

［59］欧荞菲, 李立, 赵性泉, 等. 中华医学会第二十四次全国神经病学学术会议纪要[J]. 中华神经科杂志, 2022, 55(9): 1055-1060.

后　记

在完成这本关于自身免疫性脑炎的科普书之后，我深感欣慰。本书的创作初衷是帮助那些正在与自身免疫性脑炎抗争的患者和家属们，让他们能够更全面地了解这一疾病，从而更好地应对和治疗。

回顾本书的创作过程，我深感自身免疫性脑炎这一疾病对于患者和家庭的巨大影响。在与患者和家属的交流中，我深刻感受到了他们对于疾病治愈的渴望，对于未来的迷茫和恐惧。同时，我也看到了他们对于生活的热爱和对于战胜疾病的信心。正是这种热爱和信心，激励着我更加努力地投入科普创作中，为患者和家属们提供更多的帮助和支持。

通过本书的创作，我也深刻认识到科普知识的重要性。只有通过科学和理性的态度来面对自身免疫性脑炎，才能够更好地进行治疗和康复。因此，我希望本书的读者们能够从中获得力量和勇气，坚定地与自身免疫性脑炎抗争到底。

我要感谢所有参与本书编写的本团队所有医生及出版社的工作人员，没有他们的辛勤付出，本书就不能与大家见面。同时，我也要感谢那些为本书提供真实病例的患者和家属们，是他们的分享让本书更加生动和有说服力。

我希望本书能够帮助更多的患者和家属们更好地了解自身免疫性脑炎，为他们的治疗和康复提供有益的帮助。同时，我也希望通过本书的传播，能够引起更多人对于自身免疫性脑炎的关注和重视，推动医学界对于这一疾病的研究和治疗水平的不断提升。

在未来的日子里，我将继续关注自身免疫性脑炎的研究进展和治疗成果，不断完善和更新自己的知识和经验。同时，我也希望能够与更多的患者和家属们交流和分享，共同探讨治疗和康复的方法，为战胜自身免疫性脑炎共同努力。

此外，我也呼吁更多的医生和专家们能够参与到自身免疫性脑炎的研究和治疗中来，为患者提供更优质的医疗服务。同时，也希望社会各界能够给予患者更多的关爱和支持，让他们在抗击疾病的道路上不再孤单。

总之，本书的创作是一次充满挑战和收获的旅程。我相信，只要我们以科学和理性的态度面对自身免疫性脑炎，坚定地与疾病抗争到底，我们一定能够战胜这一疾病，迎来更美好的明天。

祝愿所有的患者早日康复！愿科学的力量照亮我们的未来！

洪　桢

2024 年 1 月 15 日